Mon régime anticholestérol

VÉRONIQUE LIÉGEOIS

Mon régime anticholestérol

CONSEILS ET ASTUCES POUR UNE ALIMENTATION ÉQUILIBRÉE

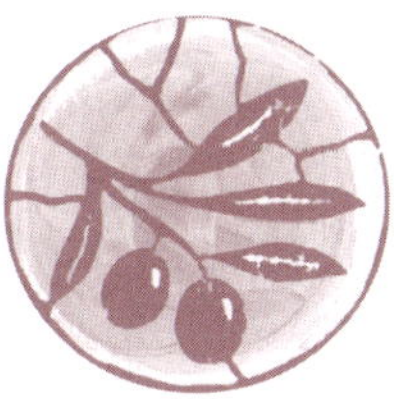

130 RECETTES
POUR MANGER SANS S'ENNUYER

SOLAR

Tout ce que vous devez savoir sur le cholestérol

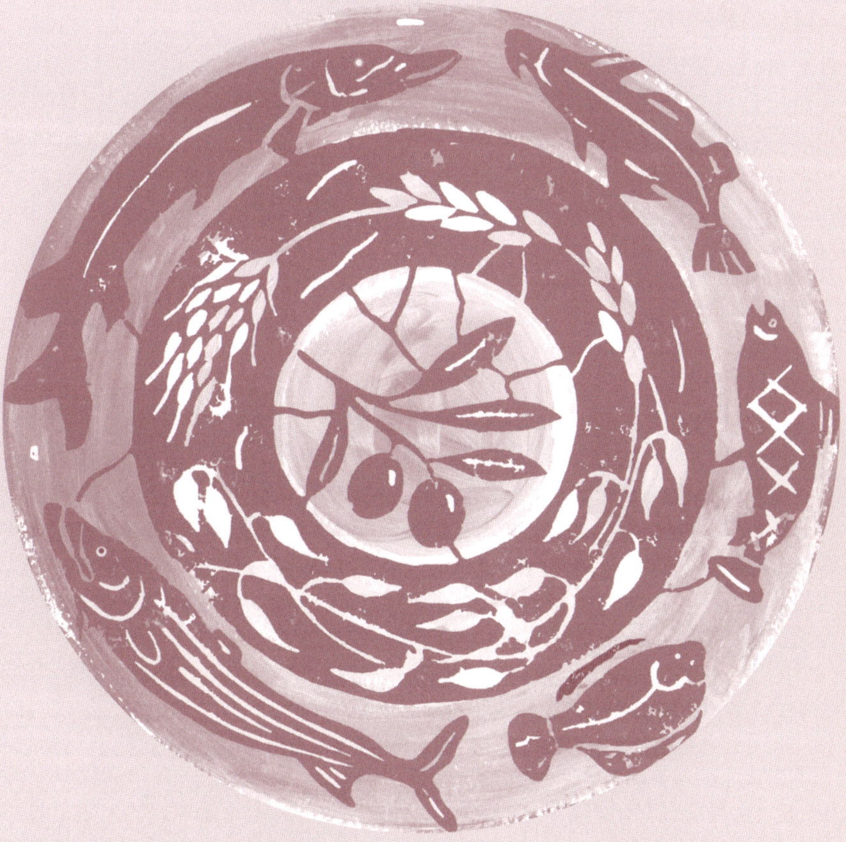

Avant-propos

Vous venez d'apprendre que votre taux de cholestérol est trop élevé ? Vous surveillez votre assiette depuis quelque temps, mais vos analyses de sang ne se normalisent pas ?

Comme beaucoup de personnes, vous devez lutter au quotidien contre cet ennemi invisible qu'est le cholestérol. Ses conséquences sur la santé n'apparaissent la plupart du temps qu'après de nombreuses années, mais ses effets sont ravageurs, infarctus du myocarde, artérite, accident vasculaire cérébral… Des pathologies dont la principale stratégie thérapeutique reste la prévention, basée sur une meilleure alimentation et un style de vie mieux adapté.

Vous trouverez dans cet ouvrage des conseils pratiques et des recettes très simples pour faciliter votre quotidien et vous permettre d'adopter, en douceur, de nouvelles habitudes alimentaires adaptées à votre santé.

Pas de régime draconien, pas de pilule miracle : le régime anticholestérol est avant tout basé sur la consommation de produits habituels, que vous allez apprendre à sélectionner et à cuisiner de façon adéquate.

Le régime anticholestérol s'inspire largement du modèle méditerranéen : légumes, fruits, huile d'olive, céréales, poisson… Des ingrédients délicieux, une cuisine variée et colorée, bien loin des restrictions tristes et des régimes monotones !

Et si c'est par raison que vous souhaitez changer vos habitudes alimentaires, c'est par plaisir, soyez-en certain, que vous conserverez, pour longtemps, cette nouvelle façon d'équilibrer votre assiette.

Véronique Liégeois

Le cholestérol, ami ou ennemi ?

Une substance indispensable

Contrairement aux idées reçues, le cholestérol n'est pas un poison ! L'organisme en a impérativement besoin pour fonctionner. Il est en particulier indispensable à la synthèse de certaines hormones, à celle de la vitamine D et des sels biliaires (nécessaires à la digestion). On le trouve aussi dans le cerveau et le tissu nerveux. C'est dire toute son importance !...

« Avoir du cholestérol » n'est donc pas une maladie ! En revanche, l'excès de cholestérol, appelé hypercholestérolémie, peut menacer la santé. Il est considéré comme un problème de santé publique en France, car il favorise la survenue de maladies cardio-vasculaires (infarctus du myocarde, artérite, accident vasculaire cérébral...), surtout lorsqu'il est associé à d'autres facteurs de risque comme l'hypertension et le tabagisme.

VOUS N'ÊTES PAS UN CAS UNIQUE !

On estime que plus de 9 millions de Français présentent une hypercholestérolémie. Il ne tient qu'à vous de sortir du lot !

Le cholestérol, on le fabrique !

Le cholestérol qui circule dans l'organisme a deux origines.

– Il provient directement des aliments que nous consommons : les œufs ou la viande en contiennent, par exemple. Mais cette fraction ne représente que 20 % environ du cholestérol circulant.

– Votre médecin vous a peut-être fait cette réflexion : « Vous fabriquez trop de cholestérol ! » C'est que la majeure partie (80 %) du cholestérol dosé dans une prise de sang est synthétisée par l'organisme à partir d'autres molécules, au niveau du foie essentiellement. Une production excessive de cholestérol peut être favorisée par votre terrain personnel (lié à l'hérédité) et par vos habitudes alimentaires (alimentation trop grasse et riche en lipides saturés).

Vous le comprenez donc facilement : la lutte contre l'excès de cholestérol doit se concentrer sur le ralentissement de cette synthèse excessive. Les traitements actuels reposent sur l'association de médicaments (statines, par exemple) à un régime adapté (plus riche en lipides insaturés, notamment).

LES FEMMES MIEUX PROTÉGÉES

Les femmes en âge de procréer synthétisent davantage de « bon » cholestérol, ce qui explique qu'elles soient moins touchées par les maladies cardiovasculaires que les hommes pendant cette période de leur vie. Néanmoins, l'augmentation du tabagisme féminin, la prise de contraceptifs oraux (pilule) et la sédentarité tendent aujourd'hui à gommer cet avantage.
À partir de la ménopause, la protection liée au bon cholestérol n'existe plus, car la synthèse de HDL-cholestérol diminue.

Le voyage du cholestérol dans le corps

Le cholestérol, molécule indispensable à la santé, est en mouvement perpétuel dans le corps.
Une partie du cholestérol alimentaire ingéré au cours des repas est absorbée au niveau intestinal, puis traitée par le foie. Tout le cholestérol alimentaire n'est donc pas assimilé : une partie est éliminée dans les selles. Une stratégie thérapeutique intéressante consiste à augmenter cette élimination, grâce à un apport suffisamment élevé en fibres végétales. Certaines d'entre elles ont en effet la capacité de capter le cholestérol et de réduire son assimilation.
À partir du foie, le cholestérol alimentaire et le cholestérol synthétisé par l'organisme sont expédiés vers toutes les cellules du corps, qui en ont besoin pour fonctionner. Le cholestérol va circuler dans les artères à l'aide d'un transporteur : on parle alors de LDL-cholestérol (*low density lipoproteins*, ou lipoprotéines de basse densité).
Les cellules vont capter le cholestérol selon leurs besoins, puis cesser de l'intégrer lorsqu'il n'est plus momentanément nécessaire. Le cholestérol excédentaire fait alors le voyage en sens inverse en étant lié à un autre transporteur : on parle alors de HDL-cholestérol (*high density lipoproteins*, ou lipoprotéines de haute densité). Il revient vers le foie où il est de nouveau traité. Deux voies sont alors possibles : soit il est remis en circulation, soit il est éliminé par le biais de la bile (via l'appareil digestif).

BON ET MAUVAIS CHOLESTÉROL

On appelle « bon » cholestérol la fraction HDL-cholestérol, qui agit comme un éboueur des artères en ramenant le cholestérol vers le foie.
Le « mauvais » cholestérol est la fraction LDL-cholestérol qui, en cas d'excès, peut se déposer sur les parois artérielles, avec le risque à long terme de boucher les artères.
C'est surtout l'équilibre entre ces deux fractions qui doit être surveillé. Si vous avez trop de LDL-cholestérol et pas assez de HDL-cholestérol, cela peut entraîner un dépôt accru de cholestérol dans vos artères.

Les dangers de l'excès de cholestérol

Si le cholestérol circulant est vraiment excédentaire, non capté par les cellules, il « stagne » dans les artères et s'y dépose en plaques, risquant peu à peu de les boucher. Associé ensuite à la formation de tissus fibreux sur les parois artérielles, ce phénomène est la première étape de l'athérosclérose. À terme, l'atteinte des artères peut se compliquer de la formation d'un caillot de sang, car la fluidité sanguine est diminuée, et que la plaque, fragile, peut se rompre. C'est ce qui provoque la survenue d'un accident aigu, comme l'infarctus du myocarde ou l'accident vasculaire cérébral.
C'est pourquoi la prévention des maladies cardio-vasculaires passe impérativement par une lutte contre le cholestérol. Actuellement, ces pathologies sont à l'origine de plus de 165 000 morts par an en France, soit environ 36 % des décès. Ces maladies sont dites « multifactorielles », car elles sont liées à différents facteurs de risque. Excès de cholestérol, tabagisme, hypertension, sédentarité, diabète, hérédité : des facteurs dont l'addition augmente de façon vertigineuse les risques pour votre santé !

UNE ÉVOLUTION LENTE

La formation de ces plaques, appelées plaques d'athérome, est un processus très lent et progressif. Pour que la prévention soit efficace à long terme, il est donc utile de se surveiller tôt dans la vie, à partir de 25-30 ans.

Connaître son taux de cholestérol

Votre médecin vous prescrit régulièrement des analyses, une ou plusieurs fois par an, selon vos besoins et votre état de santé. Ces bilans sanguins comprennent généralement un dosage du cholestérol, mais aussi des triglycérides (d'autres lipides présents dans le sang) et de la glycémie (le taux de glucose sanguin).
Décryptage du compte rendu du laboratoire d'analyses :
– **Le cholestérol total** : c'est le cholestérol présent dans la circulation. Il comprend le LDL-cholestérol plus le HDL-cholestérol. Il doit être inférieur à 2 g/l. On tolère une légère augmentation avec l'âge.
– **Le HDL-cholestérol** : c'est le « bon » cholestérol. Sa valeur doit être supérieure à 0,40-0,45 g/l. Plus il est élevé, plus les artères sont « nettoyées », car son rôle est de rapatrier l'excès de cholestérol vers le foie, limitant ainsi la formation de plaques athéromateuses. Pas d'inquiétude si votre taux est plus élevé que la norme, c'est plutôt bon signe !
– **Le LDL-cholestérol** : c'est le « mauvais » cholestérol. Idéalement, il doit être inférieur à 1,30 g/l. Un taux trop élevé augmente le risque cardio-vasculaire.
– **Les triglycérides** : ce sont d'autres lipides présents dans le sang. Ils n'ont pas d'effet athérogène direct, mais leur présence excessive montre un dérèglement métabolique global. L'hypertriglycéridémie est en effet souvent associée à l'hypercholestérolémie, au diabète, au surpoids. La norme est inférieure à 1,5 g/l. Au-delà de 2 g/l, l'hypertriglycéridémie devient un facteur de risque cardiovasculaire supplémentaire.
– **La glycémie** : c'est le taux de glucose dans le sang, qui se situe normalement autour de 1 g/l. Son augmentation est à surveiller, car elle peut signaler l'apparition du diabète, pathologie qui majore le risque vasculaire.

L'interprétation de ces valeurs doit être faite par votre médecin, qui en déduira le traitement à suivre. Devant une hypercholestérolémie, les experts conseillent actuellement la mise en place systématique de mesures diététiques, souvent avant la prescription d'un traitement médicamenteux par votre médecin. Lorsque le régime ne suffit pas ou que d'autres facteurs majeurs sont associés, un traitement médicamenteux (en principe à vie) est mis en place. Prendre des médicaments ne dispense pas de surveiller son assiette, car traitement et régime agissent en synergie pour une plus grande efficacité.

FAITES LA CHASSE AUX KILOS !

Si vous avez pris du poids et que votre bilan biologique montre une augmentation simultanée du cholestérol, des triglycérides et de la glycémie, pas de panique !

Votre médecin vous conseillera avant tout de perdre vos kilos superflus en mangeant mieux et en bougeant plus. Tout devrait rentrer dans l'ordre sans recours aux médicaments. À vous de garder ces bonnes habitudes par la suite pour préserver votre santé.

Le cholestérol n'est pas la seule cible !

L'excès de cholestérol est un facteur de risque de pathologies cardio-vasculaires. Mais sa diminution n'est qu'un des volets de la stratégie préventive. Comme nous l'avons vu, ces maladies sont multifactorielles : le risque d'accident cardio-vasculaire est majoré par la présence d'autres facteurs qu'il faut corriger au même titre que le cholestérol.

N'OUBLIEZ PAS...

Les différents facteurs de risque ne s'additionnent pas : leurs effets délétères se multiplient ! « Un peu » de cholestérol + « un peu » de tabac + « un peu » d'hypertension, et les risques deviennent très importants pour votre santé. Il faut donc lutter sur tous les fronts à la fois, sans en négliger aucun.

– **La pression artérielle** : l'hypertension altère les parois des artères, favorisant le développement de l'athérosclérose. La tension doit être mesurée régulièrement par votre médecin ou vous-même, les valeurs normales se situant autour de 14 pour la maxima et 9 pour la minima. Si vous souffrez d'hypertension artérielle, prenez votre traitement très régulièrement, adoptez une activité régulière et limitez les apports en sel.

– **Le diabète** : à long terme, il altère les parois artérielles, augmentant le risque de maladies cardio-vasculaires (infarctus du myocarde, artérite des membres inférieurs...). Le cas échéant, suivez à la lettre les prescriptions de votre médecin : traitement médicamenteux, régime approprié, augmentation de l'activité physique.

– **Le surpoids :** il favorise l'augmentation du taux de cholestérol, épuise le cœur, contribue à l'apparition du diabète et de l'hypertension. Retrouver un poids dans la norme et le stabiliser doit être une de vos priorités.

– **Le tabagisme** : c'est un ennemi majeur car il cause des lésions artérielles très importantes et produit des déchets extrêmement toxiques (les radicaux libres). Sa seule suppression pourrait réduire de près de 50 % la mortalité liée aux maladies cardio-vasculaires ! Si vous fumez, il est urgent d'envisager des mesures de sevrage définitif.

– **La sédentarité** : une activité physique modérée mais régulière (marche, natation…) contribue à la prévention de l'athérosclérose. De façon directe, elle contribue à réguler la pression artérielle, à faire baisser le cholestérol, à équilibrer le diabète et à maintenir son poids. De plus, elle favorise la lutte contre le stress qui est également au centre de la prévention.

– **L'excès de stress négatif** : on sait aujourd'hui que les angoisses, la dépression, l'excès de stress dans le travail ou la vie personnelle peuvent favoriser l'apparition des maladies cardio-vasculaires (et sans doute d'autres pathologies chroniques). Un travail sur vous-même vous aidant à prendre du recul par rapport aux situations qui vous stressent, à positiver et à vous relaxer ne peut être que bénéfique pour votre cœur.

DITES NON À LA FATALITÉ

Il existe un facteur de risque contre lequel vous ne pouvez pas lutter : l'hérédité. Mais le fait d'avoir des antécédents d'hypercholestérolémie ou même de pathologie cardio-vasculaire dans sa famille n'implique pas que l'on ne peut rien faire pour prévenir d'éventuels problèmes de santé. Vous devez redoubler de vigilance et vous prendre en charge d'autant plus sérieusement. La plupart des facteurs de risques sont modifiables. Pour commencer, cessez de fumer, mangez mieux et faites de l'exercice régulièrement.

Lutter contre l'excès de cholestérol

LES PRINCIPES D'UNE MEILLEURE ALIMENTATION

La lutte contre le cholestérol en excès passe par une adaptation de votre alimentation, même si votre médecin vous a prescrit des médicaments. On pense souvent qu'il suffit de réduire les matières grasses pour améliorer son taux de cholestérol. Il n'en est rien ! Le régime anticholestérol n'est pas un régime « sans graisse » : l'objectif est de mieux choisir les matières grasses plutôt que de les réduire.

Il faut également privilégier le poisson et les végétaux, qui ont un impact favorable sur la cholestérolémie. Sur le modèle méditerranéen, adoptez une alimentation légère et vitaminée, loin des régimes restrictifs et frustrants.

VISEZ LE LONG TERME !

Le taux de cholestérol ne varie ni rapidement ni facilement ! Basé sur la régularité des apports alimentaires, le régime anticholestérol ne donne ses fruits qu'à moyen terme. L'épuration du cholestérol en excès dans l'organisme, puis la stabilisation des taux sanguins, prend plusieurs semaines, voire plusieurs mois.

Cette « inertie » du cholestérol présente un avantage au quotidien : un écart alimentaire ponctuel (un repas à l'extérieur mal équilibré, par exemple) n'aura pas de conséquences désastreuses sur votre taux de cholestérol. Il vous suffit de reprendre vos bonnes habitudes dès le lendemain.

Pour la même raison, le taux de cholestérol qui figure sur vos analyses de sang reflète en principe un taux moyen, et n'est pas dépendant du dernier repas que vous avez fait.

L'important est de garder le cap en adoptant un régime qui vous convient, plutôt que de faire un régime drastique que vous ne suivrez pas longtemps.

Bien choisir les matières grasses

Le cholestérol qui circule dans les artères est en majeure partie fabriqué par l'organisme. Et c'est la qualité des acides gras que nous ingérons qui influence cette synthèse. En choisissant des acides gras bénéfiques, vous pourrez donc freiner cette production excessive.

Les matières grasses de notre alimentation se composent de différents types d'acides gras.

– **Les acides gras saturés** : présents dans les produits laitiers, le gras du bœuf ou du mouton, ont tendance à faire monter le taux de cholestérol. On les trouve par ailleurs dans bon nombre de produits industriels (viennoiseries, sauces, biscuits apéritifs...), dont il faut également réduire la consommation.

– **Les acides gras insaturés** : présents dans les huiles, les fruits oléagineux, les margarines, les poissons, le porc ou les volailles, sont bénéfiques. Ils comprennent les acides gras mono-insaturés et les acides gras poly-insaturés (oméga-3 et oméga-6), qui ont des rôles complémentaires.

- **Les mono-insaturés** font baisser le taux de mauvais cholestérol en préservant le bon cholestérol. On les trouve notamment dans l'huile d'olive, la viande de porc, de canard et de poulet.
- **Les poly-insaturés** de type oméga-6 sont présents dans les huiles de tournesol, de maïs et de pépins de raisin. On conseille aujourd'hui d'en modérer la consommation car l'excès d'oméga-6 a tendance à faire baisser le bon cholestérol, ce qui n'est pas souhaitable. Une quantité adaptée, en complément des oméga-3, permet de profiter de leur effet bénéfique : une baisse globale du taux de cholestérol.
- **Les poly-insaturés de type oméga-3** fluidifient le sang et sont donc importants dans la prévention de l'infarctus. On les trouve dans les poissons gras, les noix, l'huile de colza et les margarines à base de colza, les dérivés du soja et, en petite quantité, dans certains végétaux comme la mâche ou le pourpier. Nous en consommons trop peu et il est indispensable d'en augmenter la ration.

À RETENIR

J'évite : les produits industriels gras, le beurre, la crème, les glaces.

Je mange modérément : du bœuf, du veau, de l'agneau, du fromage.

Je privilégie : les poissons et volailles, le porc frais maigre, les huiles de colza et d'olive, les noix, les margarines végétales aux oméga-3.

INFO CŒUR

La qualité des lipides apparaît de plus en plus souvent sur les emballages : vérifiez que les produits que vous achetez ne contiennent pas plus de 3 g d'acides gras saturés pour 100 g.

C'EST VITAL

Je consomme au moins 1 à 2 cuillerées à soupe d'huile de colza chaque jour pour assaisonner crudités ou salade.

Faire la part belle aux fruits et aux légumes

Pour faire baisser son taux de cholestérol et prévenir les maladies cardio-vasculaires, il est impératif de se mettre au vert ! Les fruits et les légumes ont en effet un impact direct sur la bonne santé du cœur.

– **Les fibres** : les pectines, fibres solubles des végétaux, favorisent l'élimination du cholestérol et régulent son métabolisme. Ces fibres particulières se comportent comme des éponges, en « piégeant » le cholestérol présent dans le tube digestif et en empêchant son assimilation. Des études ont montré, en particulier, l'efficacité de la pomme pour faire baisser le taux de cholestérol et, plus généralement, celle des régimes à dominante végétale.

– **Les antioxydants** : les fruits et les légumes sont riches en antioxydants (vitamines C et E, carotènes…), qui préviennent la détérioration des parois artérielles et protègent, ainsi, le système cardio-vasculaire. Pour bénéficier des effets santé des végétaux, il est indispensable d'en consommer suffisamment et régulièrement : environ 700 g chaque jour. Les fruits et légumes contiennent également des polyphénols. Ces substances végétales renforcent les parois artérielles et améliorent l'élasticité des petites artères. Le raisin rouge, le chou, les agrumes, les fruits rouges ou les oignons en sont de bonnes sources.

– **Le potassium** : source importante de potassium, les fruits et légumes ont un effet bénéfique sur la régulation de la pression artérielle. Mais attention à ne pas ajouter trop de sel dans vos légumes, car cela aurait l'effet inverse. Faites cuire vos légumes à la vapeur pour qu'ils gardent leur saveur et relevez-les d'herbes fraîches.

Pour toutes ces raisons, il est essentiel d'augmenter la quantité de fruits et de légumes consommés pour atteindre 3 portions de fruits chaque jour (soit un total de 350 à 450 g) et la même quantité de légumes. Pensez à prévoir des crudités (sous forme de légumes ou de fruits) à chaque repas car ils sont plus concentrés en nutriments protecteurs qu'après cuisson.

À RETENIR

Je consomme 3 fruits + 3 portions de légumes (légumes cuits, salade, crudités, soupe) chaque jour, dont au moins une crudité ou un fruit cru par repas.

♥ INFO CŒUR

J'assaisonne mes légumes avec des matières grasses adaptées : margarine anticholestérol, huile de colza, huile d'olive, crème de soja...

C'EST VITAL

Je commence ma journée avec une orange, un demi-pomelo ou un kiwi au petit déjeuner pour faire le plein de vitamines protectrices.

Bien choisir les viandes, privilégier le poisson

Toutes les viandes n'ont pas le même effet sur le taux de cholestérol : cela dépend de la qualité des lipides qu'ils contiennent.

On peut classer les viandes en 3 groupes :

– **le bœuf, le veau et l'agneau,** sources de lipides saturés, contribuent à l'augmentation du taux de cholestérol. On conseille de limiter leur consommation à une ou deux portions par semaine maximum. Pour ces viandes, il est impératif de choisir des morceaux maigres et d'ôter tout le gras visible. Optez pour du steak haché à 5 % de matière grasse, du filet ou de la macreuse, et évitez l'entrecôte et le plat de côte. Pour l'agneau, le morceau le moins gras est le gigot.

– **Les volailles, le porc frais, le lapin et le cheval** contiennent des lipides mono- et poly-insaturés. Vous pouvez donc en consommer régulièrement, mais toujours en quantité raisonnable (portion de 120 g environ).

– **Les charcuteries** ont l'inconvénient d'apporter trop de lipides (jusqu'à 50 % dans certains pâtés et rillettes) et d'être très salées. Si vous les appréciez, vous pouvez en consommer en faible quantité et très occasionnellement.

Tous les poissons sont bénéfiques à votre santé : pensez à en intégrer plusieurs fois par semaine dans vos menus. Les poissons gras, comme le saumon ou le maquereau, sont de bonnes sources d'oméga-3, impliqués dans la prévention des maladies cardio-vasculaires. On conseille actuellement d'en consommer au moins 2 ou 3 fois par semaine.

Les œufs sont riches en cholestérol : il ne faut donc pas en consommer plus de 2 par semaine. Mais seul le jaune contient du cholestérol, vous pouvez donc sans problème utiliser les blancs pour réaliser vos desserts.

Les abats (cervelle, foie…) sont déconseillés pour la même raison que le jaune d'œuf : leur teneur en cholestérol est particulièrement élevée. Si vous les appréciez, vous pouvez en prévoir une fois par mois dans vos menus.

À RETENIR

- Je dégraisse systématiquement toutes les viandes que je consomme (peau du poulet, gras d'une côte de porc…).
- Je consomme de la viande rouge (bœuf, agneau) et du veau 1 ou 2 fois par semaine maximum.
- Je limite les jaunes d'œufs à 2 par semaine.

INFO CŒUR

Les volailles et le lapin contiennent des acides gras insaturés bénéfiques au système cardio-vasculaire. J'en consomme plusieurs fois par semaine.

C'EST VITAL

J'intègre des poissons gras à mes menus 1 ou 2 fois par semaine, voire plus, pour leur apport en oméga-3, qui fluidifient le sang et contribuent ainsi à la prévention de l'infarctus.

Consommer davantage de fibres végétales

Les fibres végétales ont un effet bénéfique sur le taux de cholestérol. Elles se comportent comme des petites éponges qui emprisonnent le cholestérol présent dans le tube digestif pendant la digestion et limitent ainsi son assimilation. Résultat : une partie importante du cholestérol provenant des aliments et des sécrétions biliaires est éliminée dans les selles, ce qui rééquilibre globalement le métabolisme.
De nombreuses études ont montré l'efficacité de la consommation régulière de pommes, de carottes ou de flocons d'avoine chez des patients atteints d'hypercholestérolémie. Les fibres les plus efficaces pour limiter l'assimilation du cholestérol sont les fibres dites « solubles », contenues dans les fruits frais ou

secs, les légumes, les légumineuses (lentilles, haricots…) et l'avoine. Le blé, qui renferme surtout de la cellulose, a un impact moins marqué sur la diminution du taux de cholestérol. Mais les céréales complètes (riz brun, pâtes complètes, pain aux céréales entières) doivent être privilégiées pour augmenter globalement l'apport en fibres.

En pratique, on conseille actuellement aux personnes présentant une hypercholestérolémie (ou des risques cardio-vasculaires importants) d'adopter une alimentation plus « verte », c'est-à-dire à dominante végétale. N'hésitez pas à limiter les produits laitiers et carnés (totalement dépourvus de fibres) au profit des céréales, des légumes secs, des fruits et des légumes. Vous gagnerez ainsi en fibres végétales, mais aussi en vitamines antioxydantes. Il ne s'agit pas, bien sûr, de devenir végétarien, mais plutôt de rééquilibrer les proportions dans votre assiette : un peu moins de viande, un peu plus de végétaux.

À RETENIR

Je consomme à chaque repas une portion de légumes, un fruit et une portion de céréales complètes ou semi-complètes (pain bis, semoule complète, mélange de céréales complètes…).

INFO CŒUR

J'utilise régulièrement des pruneaux, des abricots secs, des pignons, des cerneaux de noix, des noisettes dans les salades composées ou les desserts pour augmenter ma consommation de fibres.

C'EST VITAL

Je pense à consommer des légumes secs (lentilles en salade, haricots blancs à la tomate, flageolets…) 1 ou 2 fois par semaine au moins, car ce sont d'excellentes sources de fibres solubles.

Maintenir son poids grâce à une alimentation légère en calories

L'excès de cholestérol n'est pas toujours lié au surpoids, surtout lorsqu'il s'agit d'une hypercholestérolémie familiale. En revanche, le surpoids et l'obésité favorisent l'augmentation du taux de cholestérol, ainsi que celui des triglycérides. Il est donc important de surveiller son poids et de perdre éventuellement quelques kilos pour retrouver son poids de forme.

Le régime anticholestérol est basé sur une alimentation équilibrée et variée, contrôlée en matières grasses. Il est donc tout à fait compatible avec le maintien de son poids ou la perte d'un léger surpoids.

Voici quelques conseils si vous avez quelques kilos à perdre.

– Surveillez les quantités : évitez de vous resservir, découpez les portions avant les repas (pour le fromage, le pain, la viande…).

– Évitez les grignotages et faites, si besoin, des collations à base de laitage maigre et de fruits frais.

– Limitez les matières grasses d'assaisonnement, mais ne supprimez pas l'huile et la margarine qui sont indispensables à votre santé.

– Si vous avez un gros appétit, compensez avec des crudités et des légumes verts qui rassasient en apportant peu de calories.

– Optez pour les laitages écrémés qui présentent le double avantage de ne pas apporter de lipides saturés et d'être légers en calories.

– Bougez davantage pour brûler sainement les calories stockées et entretenir en douceur votre activité cardiaque.

À RETENIR

Je stabilise mon poids ou je retrouve mon poids « idéal » : celui que j'ai maintenu pendant plusieurs années, qui me convient et me permet d'avoir un niveau d'activité normal (cela peut être le poids de ses 30 ou 40 ans, par exemple).

INFO CŒUR

Même si je souhaite perdre du poids, je ne bannis pas totalement les matières grasses. Je consomme toujours une cuillerée à soupe d'huile de colza par jour (pour les apports en oméga-3).

C'EST VITAL

J'évite impérativement les régimes trop stricts et déséquilibrés, qui peuvent se révéler pires pour ma santé cardiaque qu'un léger surpoids.

Modérer les apports en sel

La consommation de sel (ou sodium) n'a pas d'incidence directe sur le taux de cholestérol. Mais le sel peut favoriser l'augmentation de la pression artérielle chez les sujets prédisposés. L'hypertension artérielle représente un risque cardio-vasculaire supplémentaire : il est donc impératif de maîtriser sa tension si l'on présente une hypercholestérolémie.

L'objectif n'est pas d'adopter un régime sans sel, mais plutôt de modérer les apports en évitant les aliments qui en sont riches. Voici quelques repères.

– Limitez le fromage (par ailleurs déconseillé pour sa richesse en acides gras saturés).

– Faites attention au jambon (surtout cru), c'est un aliment très salé. Prévoyez des portions de 60 à 80 g environ.

– Privilégiez les préparations maison plutôt que les plats industriels, toujours riches en sodium (crudités déjà assaisonnées, plats cuisinés, sauces…).

– Faites attention aux biscuits apéritifs, chips, olives…, très riches en sel.

– Évitez les graines oléagineuses salées (cacahuètes, amandes…). En revanche, les noix, noisettes, amandes ou pignons nature sont autorisés.

– Salez modérément vos plats pendant la cuisson (eau des pâtes, plats mijotés…) afin que le sel se répartisse uniformément. Évitez de saler dans l'assiette car on en met toujours davantage.

– Pour limiter l'ajout de sel dans vos plats, privilégiez les cuissons qui préservent les saveurs (à la vapeur, à l'étouffée, au four…), et ajoutez des herbes et aromates. Poivre, piment, curry, persil, ciboulette ou thym apportent de la saveur, mais pas de sodium !

À RETENIR

Je limite les plats industriels souvent trop salés et je privilégie une cuisine simple, faite maison, bien relevée d'aromates.

INFO CŒUR

Les fromages, les charcuteries et les sauces du commerce ont un double inconvénient : trop de sel et trop de lipides saturés. À consommer avec parcimonie !

C'EST VITAL

Je ne re-sale jamais avant d'avoir goûté et je ne pose pas la salière sur la table !

ET LE RÉGIME MÉDITERRANÉEN ?

L'alimentation méditerranéenne, et en particulier le modèle crétois, intéresse les scientifiques depuis de nombreuses années. Les populations du Bassin méditerranéen, dans les années 1960, présentaient en effet beaucoup moins de mortalité liée aux pathologies cardio-vasculaires que les populations du nord de l'Europe. Leur alimentation, basée sur les céréales, l'huile d'olive, les légumes, les fruits, le poisson, semblaient avoir un effet protecteur.

Des études visant à modifier les habitudes alimentaires de groupes de population ont effectivement prouvé les bienfaits de ce modèle alimentaire. Par ailleurs, le mode vie de ces populations rurales est également mis en avant aujourd'hui : activité physique régulière, vie « calme » sans stress excessif ou esprit de compétitivité exacerbé…

Les conseils alimentaires donnés dans cet ouvrage sont fortement inspirés de la tradition méditerranéenne et recoupent les recommandations nutritionnelles actuelles des experts en santé publique.

Les principes à retenir en sont une alimentation simple, basée sur des ingrédients de saison cuisinés à la maison :

– Les céréales et les légumes forment la base des repas. Ils sont assaisonnés d'huile d'olive et d'herbes fraîches variées.

– Les produits laitiers et carnés ne sont consommés qu'en faible quantité. Volaille, fromage de chèvre et poisson prédominent parmi les produits animaux.

– Les fruits frais et oléagineux complètent les repas, alors que les desserts sucrés sont assez rares.

Le régime méditerranéen se décline aujourd'hui autour de plats délicieux (soupes, pâtes, pizzas, poissons…) : c'est un atout de plus pour changer durablement vos habitudes alimentaires.

LES ALIMENTS QUI VOUS VEULENT DU BIEN

Le régime anticholestérol ne bouleverse pas vos habitudes alimentaires : il consiste surtout à opérer un choix judicieux parmi les aliments que vous appréciez pour sélectionner, dans chaque catégorie, ceux qui sont bénéfiques à votre santé. Soyez curieux et jouez la carte de la variété : vos menus seront moins monotones et vous adopterez en douceur de nouvelles habitudes alimentaires.

Privilégiez les féculents

Les produits céréaliers, les pommes de terre et les légumineuses devraient constituer la base, en quantité, de votre alimentation. Sources de glucides complexes, de protéines végétales, de fibres et de minéraux, ils sont dépourvus de lipides et de cholestérol. Ils permettent donc de rééquilibrer les apports quotidiens et de couvrir les besoins en énergie, sans risque de surcharge en lipides.

Privilégiez les féculents les mieux pourvus en fibres, car ils favorisent l'élimination du cholestérol dans les selles. En particulier :

– le pain complet, le pain aux céréales entières, le pain aux graines de pavot, de sésame, de tournesol, de lin (riche en oméga-3)
– les pâtes complètes ou semi-complètes
– le riz complet, le riz noir, le riz rouge
– toutes les céréales que l'on trouve en rayon diététique, comme le quinoa, le millet, le boulgour, les flocons de sarrasin, d'épeautre ou de Kamut®
– le blé (de type Ebly®), la semoule de couscous complète, le pil-pil…
– les lentilles, les haricots en grains, les pois chiches, les pois cassés…
– les pommes de terre fraîches.

Optez toujours pour des produits nature, non cuisinés, pour être certain qu'aucune matière grasse non adaptée n'entre dans leur composition.

Vous les cuisinerez avec des légumes, des tomates, de l'huile d'olive, en évitant gruyère et crème fraîche.

IDÉE REÇUE

« Quand on a du cholestérol, on doit renoncer aux frites et pommes de terre sautées. »

VRAI et FAUX. Si vous appréciez les frites, faites-les cuire dans une huile adaptée (tournesol ou pépins de raisin) et épongez-les parfaitement dans du papier absorbant. Vous pouvez en consommer une ou deux fois par mois, en quantité raisonnable. Pour les pommes de terre sautées, procédez de la même façon, éventuellement avec de l'huile d'olive ou de la graisse de canard. Votre apport en lipides sera plus important que d'habitude : limitez l'assaisonnement pour le reste du repas (viande maigre grillée, laitage à 0 % de matière grasse, fruit frais). Utilisez des pommes de terre fraîches, jamais des frites ou pommes de terre en cubes, en tranches ou congelées, car elles sont pré-frites dans une matière grasse non spécifiée.

Évitez de consommer des frites à l'extérieur de chez vous, car vous n'avez aucune garantie concernant la qualité des matières grasses utilisées.

REPÈRES

– 150 à 250 g de féculents par jour, selon l'appétit, répartis sur le déjeuner et le dîner.
– Du pain à chaque repas (100 à 250 g par jour, selon l'activité).

Optez pour les légumes

Les légumes sont des sources indispensables de fibres et, surtout, de micronutriments protecteurs (vitamine C, carotènes, polyphénols…). Aucun légume ne contient de matière grasse ou de cholestérol. Seul l'avocat, un « légume » un peu à part, apporte des lipides, mais sa consommation n'est pas interdite puisqu'il s'agit d'acides gras bénéfiques (similaires à ceux de l'olive).
Tous les légumes sont autorisés, et il est important de varier leur consommation car ils présentent des compositions complémentaires : certains sont riches en vitamine C, d'autres en carotènes… Le plus simple est de suivre les saisons, ce qui permet de manger des légumes variés tout au long de l'année. Pratiques à utiliser et à stocker, les conserves et surgelés nature peuvent compléter les légumes frais.
Vous pouvez cuisiner les légumes selon vos goûts et vos habitudes : pas question de servir des haricots verts vapeur à tous les repas. Grâce aux matières grasses autorisées, vous réaliserez facilement des légumes sautés avec de l'huile d'olive, du persil et de l'ail, des gratins avec une béchamel diététique (lait écrémé, margarine), des ratatouilles, des petits légumes mijotés à l'étouffée (avec margarine et bouillon dégraissé)…
Les salades composées sont également adaptées à votre nouveau régime : crudités variées, jambon maigre, poulet ou thon, relevés d'une vinaigrette à l'huile d'olive.
N'hésitez pas à augmenter la part des légumes dans vos menus (sans pour autant négliger les féculents) : comme la plupart des Français, vous n'en consommez sans doute pas suffisamment !

IDÉE REÇUE

« Il est préférable d'assaisonner la salade d'un simple jus de citron. »
FAUX. Il est important de consommer suffisamment de matières grasses insaturées, qui sont bénéfiques pour la santé cardio-vasculaire.

Ajoutez toujours de l'huile de colza ou d'olive à vos salades et crudités pour assurer votre ration journalière en oméga-3 (2 cuillerées à soupe d'huile de colza par jour).

REPÈRES

250 à 350 g de légumes chaque jour, dont au moins une crudité (salade, tomate, chou...).

Régalez-vous de fruits

Comme les légumes, les fruits sont à privilégier dans votre alimentation quotidienne. Ils complètent les apports en glucides, sont sources d'antioxydants protecteurs et de fibres. Leur apport énergétique est beaucoup moins élevé qu'on ne le pense. Une fruit moyen apporte environ 80 kcal, alors qu'un yaourt aux fruits dépasse les 120 kcal et une pâtisserie frôle les 280 kcal.
Aucun fruit ne vous est interdit : comme pour les légumes, suivez les saisons, variez en fonction de vos goûts et de vos envies.
Les fruits frais consommés crus représentent la meilleure source d'antioxydants, mais rien ne vous empêche de les consommer sous forme de compotes ou d'autres préparations. Retenez simplement qu'une fois cuits, ils perdent une grande partie de leur vitamine C, leur effet protecteur est donc moins marqué.
Pour réaliser des tartes, clafoutis, charlottes et autres desserts à base de fruits, utilisez des ingrédients autorisés (margarine, lait écrémé, blanc d'œuf, sucre...). La plupart des recettes traditionnelles s'adaptent facilement.

IDÉE REÇUE

« La banane flambée est interdite. »
FAUX. Étudiez un à un les ingrédients pour vous faire une idée plus réaliste : la banane est autorisée, le beurre peut facilement être remplacé par une margarine adaptée, l'alcool en petite quantité n'est pas interdit. Pensez à faire flamber suffisamment longtemps votre dessert pour que la majeure partie de l'alcool soit brûlée. Sucrez raisonnablement et... dégustez sans arrière-pensée !

REPÈRES

3 fruits par jour, dont au moins 2 consommés crus, nature.

Choisissez vos matières grasses

C'est un point fondamental de votre régime : si les matières grasses ne sont pas interdites, il est indispensable de bien les choisir.
D'une façon générale, il faut privilégier les matières grasses végétales et éviter les matières grasses animales (beurre, crème…).
En pratique, vous allez utiliser :
– de l'huile pour les cuissons et l'assaisonnement ;
– de la margarine pour tartiner, faire de la pâtisserie ou remplacer le beurre sur les légumes ou dans la purée, par exemple.

Si l'huile d'olive est la seule matière grasse utilisée dans la tradition méditerranéenne, on peut parfaitement la compléter avec de l'huile de colza, de noix, de sésame, de noisette ou même de soja. Vous trouverez des huiles plus originales (argan, carthame, germe de blé…) dans les épiceries fines et les magasins de diététique. Utilisez-les en alternance avec des huiles basiques (colza et olive) pour varier les saveurs de vos salades. Les huiles bien colorées (vertes, orangées ou jaune vif) sont souvent de bonnes sources de pigments végétaux protecteurs dont la consommation est bénéfique pour la santé.
Les huiles de tournesol et de pépins de raisin présentent l'inconvénient d'être très riches en oméga-6, acides gras dont il est conseillé de modérer la consommation (au profit des oméga-3 du colza). Vous pouvez cependant les utiliser de temps en temps pour faire sauter des pommes de terre ou cuire un poisson, car elles résistent bien à la cuisson et n'ont pas de saveur prononcée.

Les margarines sont des substituts du beurre mis au point en période de disette sous Napoléon Ier. Leur recette a bien sûr évolué au fil des siècles, et elles peuvent se targuer aujourd'hui d'être des produits de haute technologie. Fabriquées à partir de matières grasses bien choisies, enrichies en vitamines, en composants végétaux anticholestérol, elles sont adaptées à vos besoins et bien plus savoureuses qu'autrefois.
Leur étiquetage est en général assez explicite : les mentions « cholestérol », « cardio-vasculaire » ou « source d'oméga-3 » attireront forcément votre regard au rayon frais. Ces produits mis au point pour aider à lutter contre l'excès de cholestérol sont efficaces : à vous de choisir celui qui vous convient d'un point de vue gustatif. Pro-activ®, enrichi en stérols végétaux, et Primevère®, source d'oméga-3 et d'oméga-9 (acides gras mono-insaturés), se déclinent tous deux en versions cuisson et tartine. Ilo® est un peu moins intéressant, car plus riche en acides gras saturés.

IDÉE REÇUE

« La margarine anticholestérol convient à toute la famille pour les tartines du matin. »

FAUX. Ces produits sont spécialement formulés pour des personnes présentant un excès de cholestérol. On ne connaît pas leurs effets chez les sujets sains, les enfants ou les adolescents. Pour toute la famille, le beurre reste la matière grasse à étaler sur les tartines du petit déjeuner !

REPÈRES

2 cuillerées à soupe d'huile de colza ou noix + 2 cuillerées à soupe (20 g) de margarine anticholestérol par jour.

Découvrez les fruits secs et oléagineux

Les fruits séchés (pruneaux, dattes, abricots…) et les graines ou fruits oléagineux sont autorisés et même conseillés dans votre alimentation. Ils contiennent des minéraux, des antioxydants et surtout des fibres capables de piéger le cholestérol alimentaire. Les fruits oléagineux présentent par ailleurs l'avantage d'apporter des acides gras insaturés bénéfiques pour la santé vasculaire.

Noix, noisettes, amandes, pignons, graines de lin, de tournesol, noix de pécan, de macadamia… : vous pouvez en grignoter une poignée de temps en temps ou en ajouter dans vos salades ou vos desserts, c'est une excellente habitude. Seules les noix de cajou, les cacahuètes et la noix de coco ne doivent pas être consommées régulièrement, car elles renferment davantage de lipides saturés.

IDÉE REÇUE

« Les noix sont trop grasses, elles sont interdites. »

FAUX. Pendant de nombreuses années, tous les fruits oléagineux étaient interdits dans le cadre des régimes anticholestérol. On sait aujourd'hui qu'ils sont au contraire bénéfiques, puisqu'ils apportent surtout des acides gras insaturés. Consommez-les sans arrière-pensée, surtout si vous n'avez pas de problème de poids.

REPÈRES

15 à 20 g de noix et fruits secs par jour, si vous les appréciez.

Goûtez le soja

Les dérivés du soja (tofu, crème de soja, « lait » de soja) sont aujourd'hui très faciles à trouver dans les commerces de proximité, et leur saveur a été grandement améliorée. Ces produits, qui ne font pas partie des habitudes alimentaires occidentales, sont largement consommés en Asie depuis plusieurs siècles. Or, on sait que les populations asiatiques ayant conservé un mode alimentaire traditionnel sont mieux préservées des maladies cardio-vasculaires que les Occidentaux du fait de leur consommation de soja, de végétaux variés et de poisson.

Le soja présente le double avantage d'être dépourvu de cholestérol et d'apporter des lipides insaturés.

Voici quelques préparations à tester (et à adopter !).

– **Les galettes à base de soja** : elles sont présentes dans les rayons frais et diététique (avec une conservation plus longue). Les marques Bjorg® et Sojasun® proposent d'excellents produits, qu'il suffit de réchauffer à la poêle. Optez pour les recettes aux épices, à la tomate ou aux légumes, en évitant les galettes au fromage.

– **Le tofu nature** : il est fabriqué à partir de jus de graines de soja et se présente sous la forme de blocs de couleur blanchâtre. C'est un ingrédient de base de la cuisine asiatique, du Japon à la Thaïlande en passant par la Chine. Nature, il n'a pas beaucoup de goût : il faut le faire sauter avec des légumes ou l'intégrer dans des pâtés végétaux.

– **Le « lait » de soja** : vendu en brique UHT (ultra-haute température), il remplace le lait de vache comme boisson ou comme ingrédient pour la cuisine (pâte à crêpes, béchamel, flan…). Sa saveur est assez marquée et très différente de celle du lait de vache.

– **Les desserts à base de soja** : les « yaourts » et crèmes dessert se déclinent en produits ultra-frais (Sojasun®) ou UHT (Bjorg®). Aromatisés aux fruits, au caramel ou à la vanille, ils ont une saveur et une texture très agréables, et remplacent avantageusement les produits laitiers car ils contiennent des lipides insaturés et sont dépourvus de cholestérol.

– **La crème de soja** : vendue sous le nom de Soja cuisine® (chez Sojasun®), elle est très pratique pour cuisiner (les épinards, les escalopes de poulet…) ou pour lier une sauce (blanquette). Elle s'utilise comme une crème traditionnelle et supporte la cuisson.

IDÉE REÇUE

« Les germes de soja sont également bénéfiques pour le cholestérol. »
VRAI et FAUX. Les petits germes que l'on trouve frais ou en bocal, appelés à tort « soja », sont des mini-haricots exotiques germés qui n'ont rien en commun avec le tofu et les autres produits au soja. Cependant, si vous les appréciez, n'hésitez pas à en consommer : comme tous les légumes, ils sont recommandés, même s'ils ne présentent pas les vertus spécifiques du « vrai » soja.

REPÈRES

– 1 ou 2 fois par semaine, remplacez la viande par des galettes de tofu.
– Consommez des desserts ou du « lait » de soja 2 ou 3 fois par semaine, voire davantage.
– Utilisez systématiquement de la crème de soja à la place de la crème fraîche.

Allégez les produits laitiers

Les produits laitiers sont intéressants pour leur richesse en calcium et en protéines. Cependant, dans le cadre de la lutte contre le cholestérol, ils présentent l'inconvénient de renfermer des matières grasses saturées dont il est souhaitable de réduire les apports.
Il est donc conseillé d'éviter la surconsommation de produits laitiers (se limiter à 3 portions par jour maximum) et de privilégier les moins gras. Par exemple : un yaourt à 0 % de matière grasse au petit déjeuner, une part de fromage allégé (30 g) au déjeuner et un ramequin de fromage blanc à 0 % de matière grasse au dîner. La vogue des produits allégés est une bénédiction pour vous : le marché vous offre une grande diversité de yaourts, fromages frais ou affinés dont les matières grasses ont été éliminées au cours de la fabrication.
À privilégier :
– les yaourts à 0 % de matière grasse nature ou aux fruits ;
– le fromage blanc et les petits-suisses à 0 % de matière grasse ;
– les faisselles de fromage frais à 0 % de matière grasse ;
– les fromages affinés allégés à moins de 30 % de matière grasse ;
– les entremets (riz au lait, crème dessert…) allégés en matières grasses (vérifiez sur l'emballage que l'allègement concerne bien les matières grasses et non le sucre).

Les yaourts nature et le fromage blanc à 20 % de matière grasse sont fabriqués avec du lait demi-écrémé : vous pouvez en consommer en alternance avec les produits totalement dégraissés.
Les laitages « anticholestérol » (Danacol®, Pro-activ®), enrichis en phytostérols, vous sont destinés, mais ils ne sont pas indispensables.

En ce qui concerne le lait, si vous en consommez très régulièrement et en quantité relativement importante (250 à 350 ml par jour), optez pour du lait écrémé (emballage à dominante verte). Si votre consommation est réduite (un nuage de lait dans votre tasse de thé), le demi-écrémé est suffisamment dégraissé.
Les laits de chèvre et de brebis du commerce ne sont pas écrémés, évitez d'en consommer en grande quantité.

LES CONSÉQUENCES DE L'ALLÈGEMENT

Les produits laitiers allégés contiennent autant de calcium et de protéines (parfois même davantage) que les produits habituels.
En revanche, une partie des vitamines, celle qui est liée aux matières grasses, disparaît du produit avec l'allègement. Les vitamines D et A, en particulier, sont totalement éliminées. La solution : alternez les produits 0 % de matière grasse et demi-écrémés, choisissez des laits et margarines enrichis en ces vitamines et exposez-vous au soleil régulièrement (la vitamine D est synthétisée par la peau sous l'effet des UV du soleil).

Vous pouvez consommer du fromage affiné traditionnel (autour de 45 % de matière grasse), mais occasionnellement (une ou deux fois par semaine). Le fromage de chèvre n'est pas interdit car la qualité de ses lipides est différente de celle des fromages au lait de vache – il contient davantage de lipides insaturés. Il en est de même pour le fromage de brebis. Attention, toutefois, ces fromages ne sont pas allégés : consommez-en de temps à autre seulement.
Le gruyère allégé et le parmesan (que l'on utilise en petite quantité) sont pratiques pour assaisonner les pâtes et les légumes, mais il faut penser à les décompter de votre ration quotidienne de fromage.

LE GRAS À TAUX VARIABLE

L'étiquetage des produits laitiers a longtemps été flou pour le consommateur car le taux de matières grasses était indiqué soit sur le produit total, soit sur la masse sèche (déshydratée) du produit. Aujourd'hui, ces deux chiffres sont généralement donnés ensemble, ce qui permet de faire des comparaisons entre les différents produits proposés.

Choisissez plutôt :

– pour les laitages, un produit inférieur à 3 % de matière grasse sur poids total ;

– pour les fromages, un produit inférieur à 30 % de matière grasse sur poids sec, et 12 à 15 % sur poids total.

IDÉE REÇUE

« Les yaourts au lait de brebis sont moins gras. »

FAUX. C'est le contraire : ils contiennent davantage de lipides que les yaourts habituels et sont donc à éviter.

REPÈRES

3 produits laitiers allégés par jour en alternant, si possible, avec des produits à base de soja.

Optez pour les viandes maigres et les poissons… gras !

Le régime anticholestérol fait la part belle aux végétaux, qui ne contiennent pas de cholestérol et renferment des substances protectrices. La part des produits d'origine animale doit donc être globalement réduite. Nos habitudes alimentaires occidentales, plutôt basées sur la viande et les produits laitiers, seront donc revues en proportion.

Mais il s'agit surtout d'opérer un choix dans les aliments que l'on consomme. La viande maigre n'est pas interdite, bien au contraire. Sa richesse en protéines et en fer la rend difficile à remplacer en totalité par d'autres aliments.

Les viandes recommandées sont surtout les volailles, car elles contiennent des lipides insaturés et peu de lipides saturés.

Choisissez toujours les morceaux les plus maigres, en vous faisant conseiller par votre boucher si vous avez du mal à repérer les « meilleurs » morceaux.

Voici les morceaux à privilégier :
– **Bœuf** : filet, faux-filet, tende-de-tranche (steak, carpaccio...), bavette, araignée, rumsteck, onglet, steak haché à 5 % de matière grasse. Pour les plats mijotés, le jarret, la macreuse, le paleron et le jumeau sont autorisés. Enlevez toujours les bardes et le gras visible.
– **Veau** : escalope, côte dégraissée, jarret (osso-buco), filet, épaule dégraissée.
– **Cheval** : filet, steak.
– **Agneau** : cette viande est déconseillée, car riche en lipides saturés. Si vous l'appréciez, autorisez-vous du gigot de temps en temps, en le dégraissant parfaitement, ou des noisettes d'agneau (partie centrale des côtes).
– **Porc** : filet, filet mignon, côte filet dégraissée, « grillade » de porc (sorte d'escalope de porc).
– **Poulet, dinde, pintade, canard (non gavé), gibier à plume** : tous les morceaux sans la peau et en éliminant le gras visible avant cuisson.

Pour les poissons, la qualité des lipides n'est pas un problème puisque ce sont des lipides insaturés (des oméga-3), particulièrement utiles.
On conseille aujourd'hui d'augmenter la consommation de poisson. Toutes les espèces à chair blanche sont permises, et les poissons gras (saumon, thon, sardine, maquereau, raie...) sont particulièrement recommandés. Même s'ils contiennent du cholestérol, les fruits de mer (crevettes, coquillages...) sont autorisés car la qualité de leurs lipides est adaptée à votre régime.

Vous pouvez consommer 2 œufs entiers par semaine, et utiliser les blancs d'œufs sans restriction pour la pâtisserie puisqu'ils ne contiennent pas de cholestérol.

IDÉE REÇUE

« Les abats sont totalement interdits. »
VRAI et FAUX. Les abats se classent parmi les aliments les plus riches en cholestérol. Votre bon sens vous poussera donc à les éviter. Il faut cependant relativiser leur importance dans notre alimentation : nous n'en consommons en général que très occasionnellement. Si vous les appréciez vraiment, vous pouvez en manger une fois par mois dans la mesure où votre régime est par ailleurs bien équilibré. Cela n'aura pas d'incidence majeure sur votre taux de cholestérol.

REPÈRES

– Poisson : 2 ou 3 fois par semaine minimum, en privilégiant les poissons gras.
– Viande : une portion raisonnable (100 à 150 g maximum) chaque jour, en sélectionnant impérativement les viandes maigres et en privilégiant les volailles.

Soyez raisonnable avec les produits sucrés

Comme dans toute alimentation équilibrée, les produits sucrés doivent être consommés modérément. Ils ne contiennent pas de micronutriments protecteurs et leur apport en calories est élevé.
Sucre, miel ou confiture peuvent continuer à faire partie de vos habitudes, mais sans dépasser 30 à 40 g par jour au total. Si vous souhaitez perdre du poids ou que votre taux sanguin de triglycérides est élevé, réduisez encore plus la quantité de produits sucrés.

IDÉE REÇUE

« Tous les bonbons sont autorisés quand on a du cholestérol. »
VRAI et FAUX : la plupart des bonbons ne contiennent pas de matière grasse : ils n'ont donc pas de répercussion majeure sur le taux de cholestérol. Attention cependant aux caramels, toujours additionnés de beurre ou de crème fraîche.
D'une façon générale, comme dans toute alimentation équilibrée, ne consommez pas plus de 2 ou 3 bonbons par jour.

REPÈRES

Votre consommation de produits sucrés doit rester raisonnable : une cuillerée à café de confiture, 3 ou 4 sucres ou cuillerées à café de miel, c'est suffisant !

Buvez (presque) de tout

Les boissons ne contiennent en général ni cholestérol ni matières grasses. C'est un domaine où vos choix ne seront a priori pas trop compliqués.
Buvez 1,5 l d'eau par jour pour vous hydrater et favoriser le drainage des tissus, surtout si vous prenez des médicaments.

Si vous ne buvez pas suffisamment d'eau, complétez avec du thé léger, du thé vert ou rouge (comme le rooibos, moins riche en théine) ou encore des infusions. Si vous préférez le café, buvez de préférence du décaféiné car l'excès d'excitants n'est pas bon pour le système cardio-vasculaire.

Seules les boissons à base de lait sont à restreindre, sauf si vous les préparez avec du lait écrémé ou du « lait » de soja.

Les sodas ne sont pas interdits, mais il ne faut en boire qu'occasionnellement et modérément car le sucre qu'ils contiennent peut augmenter votre taux de triglycérides et vous faire prendre du poids.

Les recommandations concernant les boissons alcoolisées sont ambiguës : le vin rouge serait bon pour le cholestérol, le whisky nettoierait les artères... Le bon sens conduit à donner ces conseils simples :

– si vous ne buvez pas d'alcool habituellement, il n'y a aucune raison de commencer ;

– si vous souhaitez boire du vin à table, faites-le en quantité très modérée et toujours avec l'accord de votre médecin, qui connaît votre état de santé et vos traitements en cours. Un petit verre (12,5 cl) de bon vin par jour semble raisonnable ;

– évitez absolument de boire trop d'alcool et d'en absorber à jeun (apéritif, par exemple).

IDÉE REÇUE

« Le café viennois et le cappuccino en poudre, c'est comme du café au lait. »

FAUX. Attention, ces produits contiennent des matières grasses, comme vous pouvez le lire clairement sur la liste des ingrédients. Préférez un café avec un nuage de lait demi-écrémé ou écrémé, plus adapté à vos besoins.

REPÈRES

1,5 l d'eau par jour (y compris le thé, le café, les tisanes).

LES ALIMENTS À CONSOMMER MODÉRÉMENT

Sans être totalement interdits, certains aliments doivent figurer le moins souvent possible dans vos menus. Ce sont les aliments qui risquent de faire augmenter votre taux de cholestérol et qui ne vous apportent pas (ou trop peu) d'éléments protecteurs. Vous allez orienter vos choix vers des produits qui vont peu à peu remplacer ces aliments inutiles ou néfastes... Cela dit, un écart occasionnel n'est pas interdit, à condition de reprendre très vite vos nouvelles bonnes habitudes !

Les fromages gras : oubliez le plateau de fromages

Les fromages qui contiennent plus de 50 % de matière grasse (roquefort, certains fromages de brebis, certains bries...) sont à éviter. Outre des matières grasses saturées, ils apportent aussi beaucoup de sel et du cholestérol. Si vous craquez, contentez-vous d'une petite portion (20/25 g).

À ÉVITER VRAIMENT

La raclette, la fondue, la pizza aux quatre fromages, la tarte au maroilles...

Les charcuteries : faites une vraie sélection

Même si le porc n'est pas déconseillé puisqu'il apporte des matières grasses mono-insaturées, les charcuteries sont, hélas, trop grasses pour vous. Hormis les jambons, qui sont tous autorisés à condition de les dégraisser, les autres dérivés du porc ne sont pas adaptés. Les plus gras (pâtés et rillettes) sont à bannir. Si la charcuterie vous manque vraiment, jouez sur la quantité comme pour le fromage : 30 g de bon saucisson ou de pâté maison sont autorisés de temps en temps (tous les 15 jours, par exemple).

Ne vous laissez pas séduire par les charcuteries de volailles (rillettes, saucisses) ou de bœuf (merguez...) : elles sont aussi grasses et n'ont donc aucun intérêt pour vous.

À ÉVITER VRAIMENT

Le pâté en croûte, les friands, les rillons, tous les pâtés industriels.

Attention au gras des viandes

Pour les viandes, le choix s'opère facilement puisque le gras est visible. Vous pouvez donc facilement repérer si le morceau vous convient ou non.
Évitez en particulier :
– l'entrecôte et les steaks « persillés », le plat de côte ;
– les morceaux pour blanquette de veau ;
– le travers de porc, l'échine, la farce à tomate ;
– l'agneau (sauf le gigot) ;
– la peau des volailles.

À ÉVITER VRAIMENT

La fondue bourguignonne, les travers de porc, le collier d'agneau, les cordons bleus, les viandes panées ou en beignets.

Oubliez le beurre et la crème

Les matières grasses à privilégier sont les matières grasses végétales : beurre et crème sont à exclure de votre alimentation.
Ne vous fiez pas aux faux amis que sont les beurres et crèmes allégés, qui contiennent toujours une forte proportion de lipides saturés.
Une margarine à 60 % de matière grasse, riche en lipides insaturés et en oméga-3, est plus adaptée à vos besoins qu'un beurre allégé à 25 % (toujours trop riche en lipides saturés). Ne faites pas la chasse au gras, faites la chasse au mauvais gras !
Si vous ne parvenez pas, pour des raisons gustatives, à remplacer le beurre par une margarine adaptée, ne dépassez pas 5 à 10 g par jour, et ne le faites jamais cuire.

À ÉVITER VRAIMENT

La crème Chantilly, le beurre cuit, la Végétaline®, le saindoux.

Les petits desserts fatals

La plupart des desserts, pâtisseries, glaces ou entremets sont de véritables concentrés de lipides (beurre, jaune d'œuf, crème...) et sont donc à éviter si possible. Cela dit, il suffit de les préparer vous-même avec des ingrédients adaptés pour qu'ils repassent dans la liste des aliments autorisés.

L'ennemi n'est pas le dessert en général, c'est le dessert dont vous ne maîtrisez pas la composition.

À ÉVITER VRAIMENT

La crème brûlée, les gâteaux à la crème au beurre (moka, bûche), la pâte feuilletée au beurre.

À modérer : les céréales blanches

Le pain blanc, les pâtes, le riz blanc ne sont pas interdits, mais ils ne sont pas spécialement bénéfiques pour votre santé.
Goûtez aux produits céréaliers plus riches en fibres (pain complet, riz brun, couscous complet...), et alternez éventuellement les deux types de produits dans vos menus.
Une alimentation mieux pourvue en fibres contribue à faire baisser le cholestérol, et les céréales complètes sont par ailleurs plus riches en minéraux et antioxydants protecteurs.
À limiter, également, du fait de la présence de matières grasses mal adaptées à votre régime : les biscottes et autres « tartines » croustillantes (vérifiez la qualité des matières grasses sur l'emballage), le pain de mie, le pain brioché et, bien sûr, les gâteaux.
Les céréales de petit déjeuner sont parfois très riches en matières grasses indésirables (céréales en pépites croustillantes) : choisissez des céréales complètes contenant moins de 5 % de matière grasse.

À ÉVITER VRAIMENT

Les viennoiseries, les pâtes aux œufs, les biscuits.

Préparations industrielles : ouvrez l'œil !

Plats cuisinés, sauces, raviolis, pâtes à tarte, pizzas, soupes... le mauvais gras et l'excès de sel s'infiltrent partout, même là où on ne les attend pas. Graisses végétales hydrogénées, mono- et diglycérides... : décrypter les étiquettes n'est pas toujours aisé. Dans le doute, il faut s'abstenir ou ne consommer ces produits que très occasionnellement. Les produits « Bio » contiennent en général moins de lipides modifiés car leur cahier des charges est plus sévère. Mais cela ne garantit pas que le produit est adapté à votre régime.

Les « allégés » ne sont pas toujours allégés en matières grasses (ils peuvent l'être surtout en sucre) et ne cadrent donc pas forcément avec vos besoins. N'oubliez pas que l'alimentation anticholestérol est basée sur des produits simples, bon marché et de saison, à cuisiner selon vos habitudes et vos goûts.
Les produits déjà prêts, onéreux et souvent mal adaptés à votre régime, ne doivent pas constituer la base de vos repas.

À ÉVITER VRAIMENT

Les entremets à « seulement 4 % de matière grasse », les soupes additionnées de fromage ou de crème, les plats allégés dont la sauce est à base de crème (les poissons ou la blanquette, par exemple).

LES PRODUITS DIÉTÉTIQUES ANTICHOLESTÉROL

Certains produits ont été spécialement formulés pour aider à lutter contre le cholestérol, ou sont vendus comme tels.
Attention à ne pas vous laisser berner par des produits « gadgets », souvent décevants d'un point de vue gustatif, beaucoup plus chers que les produits habituels et dont les effets ne sont pas toujours démontrés.
Gardez la tête sur les épaules : avec un peu de bon sens, vous éviterez de dépenser trop et inutilement pour vous concentrer sur des produits vraiment utiles !
Vous trouverez notamment les produits suivants.
– **Des aliments enrichis en oméga-3** : ils donnent parfois l'impression d'une association bizarre, car les oméga-3 du saumon viennent enrichir le pain, les œufs… ou même le lait ! Ces aliments peuvent s'intégrer à votre régime, mais ils ne sont en aucun cas indispensables. Vous trouverez des oméga-3 à moindre coût dans le poisson, l'huile de colza et les noix. Cela dit, si ces produits haute technologie vous séduisent et que vous êtes prêt à en payer le prix, ne vous en privez pas.
– **Les « laits » végétaux (soja, amande, riz…)** : ils présentent l'avantage d'être exempts de cholestérol et d'apporter des lipides insaturés. Vous pouvez en consommer régulièrement, d'autant que leur prix devient très raisonnable.
– **Les produits enrichis en fibres anticholestérol (pectines)** : dans ce créneau, vous trouverez notamment des biscuits et des biscottes. Ces produits sont intéressants à condition de ne pas contenir de matières grasses saturées

ou hydrogénées, ce qui réduirait leurs effets à néant. Prenez donc le temps de lire les étiquettes, qui ne sont d'ailleurs pas toujours très explicites : « Matières grasses végétales », par exemple, n'indique pas la qualité des lipides (de quelle huile s'agit-il ?). À consommer avec précaution, en demandant l'avis d'un diététicien, par exemple.

– **La lécithine de soja** : riche en matières grasses insaturées issues du soja, la lécithine fait partie des remèdes « naturels » pour lutter contre le cholestérol. Vous pouvez en prendre sans danger pour votre santé, mais elle ne peut en aucun cas remplacer un traitement prescrit par le médecin, son efficacité n'étant pas du tout comparable à celle des médicaments conventionnels. Elle n'est adaptée qu'aux personnes présentant un très léger excès de cholestérol sans autre facteur de risque associé.

– **Les gélules ou sirops à base de fibres (haricot, avoine…)** : ils n'ont pas d'intérêt particulier. Vous trouverez suffisamment de fibres dans votre alimentation en mangeant des fruits, des légumes et des céréales complètes.

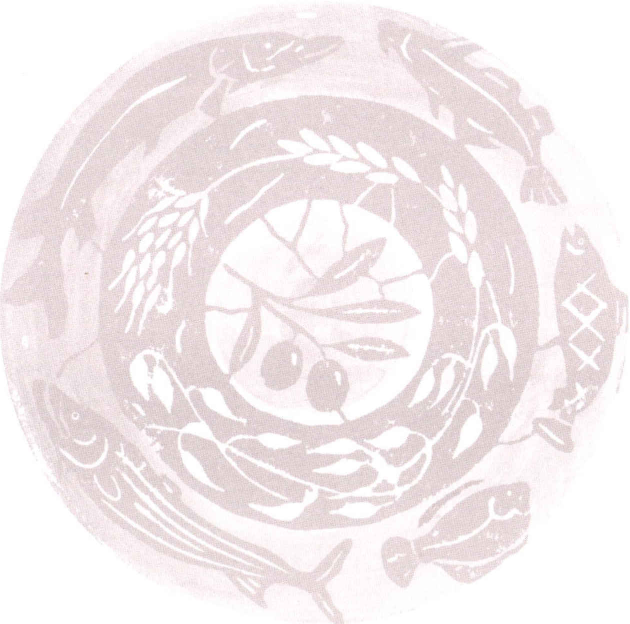

LE REMBOURSEMENT EN QUESTION

En 2005 et 2006, deux mutuelles (MAAF et AGF) ont proposé de rembourser certains aliments anticholestérol (Pro-activ® et Danacol®) aux patients atteints d'hypercholestérolémie, sous la forme d'une réduction de cotisation avec plafond annuel. Mesure de santé publique ou simple opération marketing ? Cette annonce a suscité beaucoup de questions. Que faut-il en penser ? Pourquoi ne pas profiter de cette économie si vous utilisez régulièrement ces produits assez onéreux ? Mais attention : consommer un produit alimentaire, même présentant une certaine efficacité, ne dispense pas de surveiller ses repas et d'améliorer son mode de vie.

La principale critique qui peut être faite à cette initiative est qu'elle risque de réduire la prise en charge globale des maladies cardio-vasculaires à la simple consommation d'un yaourt ou d'une noisette de margarine.

La prévention est beaucoup plus complexe que cela, vous le savez pour le vivre au quotidien : l'alimentation doit être recadrée de façon globale, car il ne s'agit pas de manger n'importe quoi en se donnant bonne conscience grâce à la consommation d'un produit « miracle ».

Le traitement médicamenteux, l'arrêt du tabac ou la reprise d'une activité physique sont d'autres volets de la prévention qu'il ne faut pas occulter. Enfin, les aliments ne sont pas des médicaments, et ce remboursement peut créer une certaine ambiguïté dans l'esprit de consommateurs mal informés.

Une autre initiative, sans doute plus intéressante à moyen terme, peut être saluée : le remboursement des consultations de diététique par certaines mutuelles. Les consultations chez un diététicien libéral ne sont actuellement pas prises en charge par la Sécurité sociale. Plusieurs mutuelles offrent désormais la possibilité de consulter un professionnel (souvent avec un plafond annuel). N'hésitez pas à rencontrer un diététicien, ne serait-ce qu'une fois, pour faire un bilan nutritionnel et mieux comprendre les bases de votre régime. Contactez donc votre mutuelle pour faire adapter votre contrat personnel à vos besoins, et faites jouer la concurrence.

Récapitulatif des aliments à privilégier et à limiter

Familles d'aliments	Je privilégie	Je réduis	J'évite
Produits céréaliers, féculents	– les céréales complètes (riz, pâtes, blé…) – les biscottes complètes, les pains suédois – les pains aux céréales et aux graines – les légumes secs (lentilles, haricots…) – les pommes de terre	– le pain blanc – le pain de mie – les biscottes standard	– les viennoiseries, la brioche – les pains au fromage, aux lardons…
Fruits et légumes	– les légumes et les fruits crus et cuits, frais, surgelés ou en conserve (en alternance), cuisinés avec une matière grasse autorisée – les fruits secs et les graines oléagineuses (pruneaux, noix…)	– les compotes industrielles, les fruits au sirop	– les préparations industrielles à base de légumes (gratins, beignets…) – les graines oléagineuses salées
Viandes, poissons, œufs, dérivés du soja	– les poissons maigres et gras (cabillaud, lieu, sole, limande, raie, maquereau, saumon, sardine, thon…) – les conserves de poisson au naturel ou à l'huile d'olive – les volailles (poulet, dinde, lapin, canard, pintade…) – le porc maigre, le jambon – le blanc d'œuf – le tofu (dérivé du soja), les galettes de soja (sauf au fromage)	– le bœuf et le veau (1 ou 2 fois par semaine) – les œufs entiers (2 par semaine)	– les poissons panés, en sauce, en beignet… – les conserves de poisson à l'huile d'arachide ou au beurre – le mouton – les saucisses, la charcuterie – les abats
Produits laitiers	– le lait écrémé – les yaourts à 0 % MG nature ou aux fruits – les laitages aux stérols végétaux – les petits-suisses et le fromage blanc à 0 % MG – le fromage allégé – les desserts à base de soja, nature ou aromatisés – le « lait de soja », de riz, d'amandes	– le lait demi-écrémé – les yaourts au lait demi-écrémé nature ou aux fruits – les desserts lactés allégés (crèmes) – les petits-suisses et le fromage blanc à 20 % MG – le parmesan, le gruyère allégé pour la cuisine	– le lait entier – les yaourts au lait entier, nature, aux fruits, brassés – les crèmes desserts, les entremets – les petits-suisses, le fromage blanc et les faisselles à 40 % MG – les fromages affinés à 30 % MG

Récapitulatif des aliments à privilégier et à limiter

Familles d'aliments	Je privilégie	Je réduis	J'évite
Matières grasses d'assaisonnement	– les huiles végétales (olive, colza, tournesol, noix…), en variant souvent – les margarines « anticholestérol », riches en stérols végétaux et/ou en oméga-3 – la crème de soja	– la crème allégée à 5 % de MG	– le beurre, même allégé – la crème fraîche, y compris allégée à 15 % de MG – la Végétaline®
Produits sucrés	– en quantité raisonnable : miel, confiture, sucre, chocolat noir, sorbets, meringue, biscuits boudoirs – les desserts faits maison avec des ingrédients autorisés (tartes, gâteaux, entremets, crêpes…)		– les biscuits et pâtisseries du commerce – les glaces – les gaufres et crêpes – les barres chocolatées – les caramels
Épices et aromates	– toutes les épices et herbes nature – la moutarde, le vinaigre – le coulis de tomates – le bouillon dégraissé – les sauces maison faites avec des ingrédients autorisés	– le sel	– les aides culinaires contenant des matières grasses (persillades, sauces, bouillons…) – les sauces cuisinées du commerce
Boissons	– les eaux plates ou gazeuses – les boissons « light » – le thé, le café, les infusions	– les boissons alcoolisées – les boissons sucrées	

Votre régime au quotidien

COMMENT COMPOSER VOS MENUS ?

L'alimentation anticholestérol est variée et savoureuse. Orientez vos choix vers les produits bénéfiques et adaptez les quantités à vos besoins personnels.
Il ne s'agit pas de bouleverser vos habitudes, mais plutôt de réajuster votre comportement alimentaire, avec deux impératifs :
– Des aliments bien sélectionnés (fruits, légumes poisson, céréales, huiles végétales)
– Des quantités qui correspondent à votre activité et vous aideront à retrouver ou à garder votre poids de forme.

Choisissez la ration qui vous convient

Les quantités alimentaires journalières doivent être adaptées à vos besoins personnels : ils varient selon votre activité, votre âge et votre poids, notamment.
Voici trois exemples de rations : elles apportent de 1 400 à 2 200 kcal environ.
Ces repères quantitatifs sont bien sûr à moduler en fonction de vos habitudes personnelles.

• **RATION LÉGÈRE (1 400/1 500 kcal environ)**, destinée à ceux qui souhaitent perdre du poids.

Petit déjeuner
– 50 g de pain + 10 g de margarine anticholestérol
– 1 yaourt à 0 % de MG
– 1 fruit (150 g)

Déjeuner
– 100 à 150 g de crudités avec 1 cuillerée à soupe d'huile de colza
– 100 à 120 g de viande maigre ou de poisson
– 100 g de féculents cuits + 100 à 150 g de légumes verts cuits
– 1 cuillerée à soupe de margarine anticholestérol ou un filet d'huile (olive, tournesol, maïs) pour assaisonner le plat

– 30 g de fromage allégé ou un laitage à 0 % de MG
– 1 fruit (150 g)
– 30 g de pain complet

Dîner

– 100 à 150 g de crudités ou de la salade verte avec 1 cuillerée à soupe d'huile de colza
– 60 à 80 g de jambon, de viande ou de poisson
– 200 g de légumes verts cuits
– 1 cuillerée à soupe de margarine anticholestérol ou un filet d'huile (olive, tournesol, maïs) pour assaisonner le plat
– 1 laitage à 0 % de MG
– 1 fruit (150 g)
– 30 g de pain complet

• **RATION ÉQUILIBRE (1 700/1 800 kcal environ)**, idéale si vous êtes peu actif et que votre poids se situe dans la norme.

Petit déjeuner

– 70 g de pain + 15 g de margarine anticholestérol
– 1 yaourt à 0 % de MG
– 1 fruit (150 g)
– 70 g de pain + 15 g de margarine anticholestérol
– 1 yaourt à 0 % de MG
– 1 fruit (150 g)

Déjeuner

– 100 à 150 g de crudités avec 1 cuillerée à soupe d'huile de colza
– 120 à 130 g de viande maigre ou de poisson
– 200 g de féculents cuits
– 1 cuillerée à soupe de margarine anticholestérol ou un filet d'huile (olive, tournesol, maïs) pour assaisonner le plat
– 40 g de fromage allégé ou un laitage à 0 % de MG
– 1 fruit (150 g)
– 50 g de pain complet

Dîner

– 100 à 150 g de crudités ou une salade verte avec 1 cuillerée à soupe d'huile de colza
– 80 g de jambon, de viande ou de poisson

– 200 g de légumes verts cuits
– 1 cuillerée à soupe de margarine anticholestérol ou un filet d'huile (olive, tournesol, maïs) pour assaisonner le plat
– 1 laitage à 0 % de MG
– 1 fruit (150 g)
– 50 g de pain complet

- **RATION ÉNERGIE (2 200/2 300 kcal environ)**, destinée à ceux qui sont assez actifs et dont le poids est stable.

Petit déjeuner
– 80 g de pain + 15 g de margarine anticholestérol et 1 cuillerée à soupe de confiture
– 1 laitage à 0 % de MG
– 1 fruit (150 g)
– 1 poignée de fruits secs

Déjeuner
– 100 à 150 g de crudités avec 1 cuillerée à soupe d'huile de colza
– 130 g de viande maigre ou de poisson
– 240 g de féculents cuits
– 1,5 cuillerée à soupe de margarine anticholestérol ou un filet d'huile (olive, tournesol, maïs) pour assaisonner le plat
– 40 g de fromage allégé ou un laitage à 0 % de MG
– 1 fruit (150 g)
– 70 g de pain complet

Dîner
– 100 à 150 g de crudités ou une salade verte, avec 1 cuillerée à soupe d'huile de colza
– 80 à 100 g de jambon, de viande maigre ou de poisson
– 250 g de légumes verts cuits
– 1,5 cuillerée à soupe de margarine anticholestérol ou un filet d'huile (olive, tournesol, maïs) pour assaisonner le plat
– 1 laitage à 0 % de MG
– 1 fruit (150 g)
– 70 g de pain complet

Relookez votre assiette !

Quelques ajustements au quotidien vous permettront d'adapter votre régime sans modifier totalement vos habitudes alimentaires.

Avant	Maintenant
Petit déjeuner	
Café au lait entier	Café au lait écrémé
Baguette beurrée	Pain complet avec margarine 1 fruit frais
Déjeuner	
Saucisson	Chou rouge et carottes + huile de colza
Steak au beurre	Steak grillé, persil frais
Pommes de terre sautées	Pommes de terre sautées à l'huile de tournesol
Camembert	Camembert allégé
Yaourt aux fruits	Pomme
Baguette	Pain aux noix
Après-midi	
Biscuits industriels	Biscuits faits maison à la margarine végétale ou poignée de fruits secs ou 1 fruit frais
Café	Thé vert ou infusion
Dîner	
Soupe	Soupe de légumes
Poisson pané	Poisson au four, huile d'olive
Épinards à la crème	Épinards à la crème de soja
Gruyère	Fromage blanc à 0 % de MG
Compote	Compote
Baguette	Pain complet
Soirée	
1 ou 2 pralines	Éventuellement, 2 carrés de chocolat noir

Des menus pour toutes les saisons

Hiver							
	Lundi	**Mardi**	**Mercredi**	**Jeudi**	**Vendredi**	**Samedi**	**Dimanche**
Déjeuner	– Carottes râpées vinaigrette – Côte de porc grillée – Blettes mijotées – Compote et sablés maison	– Poireaux vinaigrette – Filet de rouget poêlé – Pommes de terre persillées – Fromage blanc à 0 % de MG aux fruits	– Palette de porc dégraissée – Lentilles mijotées – Yaourt à 0 % de MG – Kiwi	– Céleri sauce yaourt – Escalope de poulet, coulis de tomates – Coquillettes – Dessert au soja	– Pizza maison au jambon et champignons – Laitue vinaigrette – Salade de fruits frais	– Cabillaud au citron – Riz aux poivrons – Fromage de chèvre – Clémentines	– Avocat et pomelo, citron, huile d'olive – Rôti de bœuf au four – Carottes – Charlotte maison
Dîner	– Potage de légumes – Pâtes aux champignons – Dessert au soja	– Soupe au potiron – Chou-fleur, béchamel diététique – Banane	– Salade d'endives aux noix – Tomme allégée – Pomme au four	– Potage au cresson – Sardines sans huile, salade – Fromage blanc à 0 % de MG à la vanille	– Bouillon dégraissé et vermicelles – Œuf poché – Batavia – Pomme	– Jambon cru – Salade de germes de soja – Yaourt à 0 % de MG – Mangue	– Croque-monsieur maison – Salade frisée – Compote de poires

Printemps							
	Lundi	**Mardi**	**Mercredi**	**Jeudi**	**Vendredi**	**Samedi**	**Dimanche**
Déjeuner	– Steak grillé – Pommes de terre sautées – Yaourt à 0 % de MG – Fraises au citron	– Tomates, vinaigrette – Cuisse de dinde au four – Riz créole – Crème vanille maison	– Hachis parmentier maison – Salade frisée – Coupe de fruits rouges	– Saumon en papillote – Courgettes braisées – Camembert allégé – Pomme	– Radis – Lapin aux pruneaux – Spaghettis – Fromage blanc à 0 % de MG au miel	– Filet de lieu vapeur – Brocolis, crème de soja – Yaourt à 0 % de MG à la vanille – Cake maison	– Asperges vinaigrette – Poulet à l'estragon – Printanière à la vapeur – Tarte maison aux fraises
Dîner	– Soupe à l'oseille – Salade de thon et tomates – Gruyère allégé	– Potage pékinois – Crevettes et légumes sautés – Litchis	– Ratatouille et riz complet – Fromage blanc à 0 % de MG – Poire	– Quiche maison aux champignons – Salade trévise – Orange	– Soupe de pois cassés – Jambon de poulet, mâche – Dessert au soja	– Galette au jambon – Scarole – Salade de fruits frais	– Salade de maïs, tomate, concombre, vinaigrette – Fromage blanc à 0 % de MG – Cerises

Été							
	Lundi	**Mardi**	**Mercredi**	**Jeudi**	**Vendredi**	**Samedi**	**Dimanche**
Déjeuner	– Melon – Risotto aux coques – Dessert au soja	– Aubergine farcie maison – Blé nature – Fromage blanc à 0 % de MG – Pêche	– Roquette aux pignons – Haricots coco à la tomate – Côte de porc grillée – Yaourt à 0 % de MG aux fruits	– Thon au barbecue – Tomates à la provençale – Compote d'abricots – Quatre-quarts maison	– Concombre au yaourt – Poulet basquaise – Polenta – Crème allégée au chocolat	– Brochette de bœuf – Taboulé – Salade de haricots verts – Sorbet framboise	– Maquereau au four – Pommes de terre vapeur – Fromage blanc à 0 % de MG aux amandes grillées – Pastèque
Dîner	– Gaspacho – Œuf en gelée et salade verte – Nectarine	– Artichaut vinaigrette – Chèvre frais – Tarte aux abricots	– Poulet froid – Salade de riz et poivrons – Raisin	– Salade de fenouil, huile d'olive – Spaghettis aux pétoncles – Pastèque	– Salade de fèves – Jambon à l'os – Yaourt brassé à 0 % de MG	– Tarte maison à la tomate – Salade de mesclun, vinaigrette – Melon vert	– Soupe de poisson – Salade de tomates et concombre, vinaigrette – Crème à la vanille maison

Automne							
	Lundi	**Mardi**	**Mercredi**	**Jeudi**	**Vendredi**	**Samedi**	**Dimanche**
Déjeuner	– Salade de pousses de bambou, vinaigrette – Porc au caramel – Riz basmati – Ananas	– Salade de champignons – Raie aux câpres – Pommes de terre à l'anglaise – Quetsches	– Pot-au-feu dégraissé et ses légumes –Tomme allégée – Raisin	– Escalope de poulet au citron – Salade de pois chiches, poivrons vinaigrette – Yaourt à 0 % de MG – Mirabelles	– Salade de blé, vinaigrette – Pintade au chou – Fromage blanc en faisselle à 0 % de MG	– Cabillaud au four – Champignons sautés – Fromage allégé – Poire	– Mini-pizza – Truite aux amandes – Blettes mijotées – Yaourt à 0 % de MG aux fruits
Dîner	– Maquereau au vin blanc – Salade de tomates – Yaourt à 0 % de MG aux fruits	– Soupe de poireaux – Salade frisée aux dés de poulet – Dessert au soja	– Bouillon dégraissé, tapioca – Salade de bœuf froid et betterave – Figues	– Purée de potiron – Salade d'endives – Fromage blanc à 0 % de MG aux fruits	– Pâtes à la tomate – Yaourt à 0 % de MG – Raisin	– Tarte maison aux brocolis – Salade verte – Poire pochée	– Soupe aux légumes, orge et lentilles – Salade de mâche – Mousse au citron

SAVOIR FAIRE SES COURSES

Manger mieux nécessite d'avoir sous la main des produits basiques, pratiques et que vous aimez. Cela vous permet de préparer un repas rapidement, même à l'improviste, sans aucune difficulté. Faites vos courses d'épicerie et de produits surgelés deux ou trois fois par mois et complétez par des produits frais une ou deux fois par semaine.

À ÉVITER !

Certains aliments ne doivent plus faire partie de votre liste de courses de base. Fuyez les charcuteries grasses, les saucisses, le plateau de fromages bien garni, les desserts lactés industriels (crèmes, mousses…), les sauces industrielles (mayonnaise, sauce béchamel…), les biscuits apéritifs, les plats cuisinés industriels, les feuilletés, les biscuits et viennoiseries.
Ne les regrettez pas, car vous allez les remplacer par des préparations maison adaptées à votre régime. Pensez que votre santé mérite ce petit effort culinaire !

L'épicerie bien organisée

– **Les féculents : céréales et légumes secs.** Jouez la diversité : des pâtes de blé dur et complètes, du riz, de la semoule de couscous complète, du blé, des flocons de céréales à cuisson rapide. La purée de pommes de terre en flocons ne présente pas de contre-indication si vous la choisissez nature. Prévoyez également chaque semaine un paquet de lentilles, de pois cassés et/ou de haricots secs.
– **Les conserves** : ayez d'avance des boîtes de haricots verts, petits pois, lentilles, jardinières, haricots rouges, pois chiches, maïs, mini-asperges, germes de soja, cœurs de palmier… Choisissez impérativement des préparations simples (nature ou à l'étuvée), qui ne contiennent pas de matières grasses. La ratatouille mijotée et les haricots à la tomate, peu riches en lipides, conviennent également. Consommez ces produits en alternance avec des légumes frais. Ultra-rapides à préparer, ces produits sont également pratiques pour varier les menus en toutes saisons.
– **Les poissons en conserve** : ils offrent généralement une bonne qualité nutritionnelle car les oméga-3 y sont préservés. Pour une entrée ou en remplacement de la viande, pensez au thon, au saumon, au naturel, à la tomate ou à l'escabèche. Les préparations à l'huile ne sont pas interdites, à condition de les

choisir à l'huile d'olive. Si vous souhaitez perdre du poids, optez plutôt pour du thon au naturel, beaucoup moins calorique que le thon à l'huile. Idéales pour une entrée sur le pouce : les sardines sans huile, moins grasses et plus digestes que les classiques sardines à l'huile.

– **Pour le petit déjeuner** : ayez en réserve des pains grillés suédois, si possible au blé complet, des Wasa®, des galettes de riz, du pain azyme, des céréales de petit déjeuner basiques (pétales simples, muesli ou flocons d'avoine). Le pain de mie et les biscottes renferment toujours une petite quantité de matières grasses dont la qualité est rarement précisée : utilisez-les en dépannage, pour remplacer le pain traditionnel.

– **Les aromates et épices** : préférez les produits bruts (épices en poudre ou graines) aux préparations (cubes, pâtes…) qui contiennent des matières grasses de nature inconnue. Poivre, muscade, cannelle, thym, laurier, curry, safran, baies roses, mélange quatre épices, piment, coriandre ou cumin vous permettent de relever la saveur de vos plats. Moutarde, vinaigre de vin ou balsamique, jus de citron concentré, concentré de tomate, tomates pelées, sauce soja, sauce d'huîtres, sauce chili, sauce Worcester, curry vert… sont autant d'aides culinaires à utiliser sans limitation.

Si vous aimez préparer des desserts, ayez sous la main de la vanille (naturelle ou sous forme de sucre vanillé), du caramel liquide, du cacao, du chocolat noir, de l'eau de fleur d'oranger, de l'extrait d'amandes amères, des fruits secs et de la levure (alsacienne ou de boulanger).

– **Les huiles** : vous le savez, le choix des matières grasses est primordial. On conseille actuellement l'huile de colza pour les assaisonnements. Vous pouvez l'associer ou la remplacer par de l'huile de noix. Pour les cuissons, les huiles de tournesol, de pépins de raisin et d'olive sont les mieux adaptées.

Les surgelés qu'il vous faut

Pour garnir votre congélateur, préférez les produits bruts que vous cuisinerez vous-même. La plupart des plats cuisinés contiennent des matières grasses qui ne conviennent pas à votre régime ou sont de nature inconnue. La mention « matière grasse végétale » n'est pas une garantie de qualité car elle n'implique pas forcément la présence de lipides insaturés.

Voici les produits recommandés, que vous pouvez stocker plusieurs mois dans votre congélateur.

– **Les poissons (cabillaud, saumon, raie, églefin, lieu…)** : il est plus pratique de les acheter découpés en filets et conditionnés individuellement. Les fruits de mer (noix de pétoncle, noix de saint-jacques, crevettes, mélanges de fruits de mer cru) se préparent très facilement (sautés ou grillés) et en quelques minutes.

– **Les viandes brutes** : vous avez le choix : steaks hachés à 5 % de matière grasse, escalopes de poulet et de dinde, côtes de porc filet, steaks de bavette ou d'onglet, rumstecks, escalopes de veau… Et pour les repas familiaux : rôti de porc (dans le filet) ou de bœuf (dont vous enlèverez la barde), poulet ou pintade. Les magrets de canard ne sont pas interdits, à condition de les cuire sans la peau, mais il est préférable de les remplacer par des aiguillettes provenant de canards non gavés.

– **Les légumes** : les surgelés crus (haricots verts, carottes, courgettes, fèves, artichauts…) compléteront les légumes achetés frais. Les soupes et les purées nature, sans adjonction de matière grasse, sont également très pratiques, mais vérifiez toujours la liste des ingrédients.

– **Les fruits surgelés** : ils sont un peu onéreux, mais agrémentent facilement les desserts (tarte maison, fromage blanc…). Achetez, par exemple, un sachet de fruits rouges et un de fruits exotiques (découpés ou en coulis), ainsi que des sorbets aux fruits si vous les appréciez.

– **La pâte à pizza** est excellente et pratique pour réaliser des tartes salées équilibrées. Vous pouvez aussi prévoir du pain à cuire, en dépannage.

Le placard des liquides

Ayez quelques packs de lait UHT écrémé (ou demi-écrémé, si vous en consommez occasionnellement), du « lait » de soja, d'amandes ou de riz, si vous n'aimez pas le lait, du jus de fruits 100 % pur jus de fruit et l'eau de votre choix.
Les boissons sucrées ne vous sont pas interdites, mais elles doivent être consommées occasionnellement et en version « light » si vous présentez un surpoids.

Le frigo santé

Au réfrigérateur, prévoyez chaque semaine :
– du fromage allégé ou un petit fromage de chèvre ;
– des œufs (les blancs sont utiles pour faire des cakes, des quiches…) ;
– de la margarine anticholestérol pour tartines et cuisson ;
– de la crème de soja (Sojasun®) ;
– des yaourts et du fromage blanc à 0 % de matière grasse et, éventuellement, des laitages anticholestérol de type Danacol® ou Pro-activ®.

– du jambon blanc dégraissé, de porc ou de volaille, de la bresaola ou du jambon cru (à dégraisser), du saumon fumé, du rôti de porc cuit (dégraissé) pour faciliter la réalisation des menus du soir. Pour cuisiner, le filet de bacon (en fines tranches rondes) remplace parfaitement les lardons ;
– de la salade verte et des légumes variés de saison en quantité suffisante pour 3 ou 4 jours ;
– des fruits (agrumes, kiwis, fruits d'été...), en quantité suffisante puisque vous devez en consommer 3 par jour.
Pensez aussi à prendre un avocat, un pomelo, des bananes, qui se conservent plusieurs jours à température ambiante.

ET POUR LES GRIGNOTAGES ?

N'oublions pas les petits plaisirs ! Suivre un régime est toujours une contrainte... Mais rassurez-vous, tout n'est pas interdit.
– Si vous êtes plutôt « salé » : optez pour les olives, les pickles, les cornichons traditionnels ou à la russe, les graines oléagineuses (à choisir nature, sans sel), les gressins à l'huile d'olive, les galettes de riz ou de céréales soufflées (sans adjonction de matière grasse), les graines de tournesol ou de soja grillées pour l'apéritif.
– Si vous êtes plutôt « sucré » : craquez pour les fruits séchés (pruneaux, abricots...), les graines oléagineuses nature, le nougat aux amandes, les croquants au sésame, le chocolat noir, les bonbons acidulés, les meringues, les biscuits roses de Reims ou les boudoirs. À consommer, bien sûr, avec modération !
Le grignotage chronique n'est pas souhaitable mais, s'il est très occasionnel, il n'a pas de répercussions. Si vous avez tendance à grignoter souvent, organisez plutôt de vraies collations autour d'aliments bénéfiques (fruits, pain, yaourt à 0 % de matière grasse ou desserts au soja).

Les pièges à éviter

Faire ses courses devient un véritable parcours du combattant lorsque l'on doit éviter certains produits. L'industrie propose sans cesse des nouvelles préparations, toujours plus appétissantes et pratiques, mais aussi plus chères pour un intérêt nutritionnel discutable.
Améliorer la qualité de son alimentation pour faire baisser son taux de cholestérol ne signifie pas qu'il faut acheter des produits diététiques. Bien au contraire, l'alimentation anticholestérol est une alimentation simple, à base de produits

bruts que l'on cuisine soi-même. Calqué sur le modèle méditerranéen (légumes, fruits, céréales, huile d'olive, volailles et poissons), votre régime privilégie les produits de saison les plus simples.
Dans les rayons de votre supermarché, vous serez peut-être tenté par des produits aux promesses alléchantes (allégé, *light*, source d'oméga-3, 100 % végétal...) : ne vous laissez pas séduire et faites preuve de bon sens !
Ils n'ont pas ou peu d'intérêt pour vous...
– **Les plats cuisinés « allégés »** : leur teneur en matières grasses est certes réduite, mais ce ne sont pas toujours de bonnes sources d'acides gras insaturés. N'oubliez pas que l'objectif de votre régime est d'améliorer l'équilibre entre les différents acides gras et non de réduire globalement l'apport en lipides. En dépannage, optez éventuellement pour un plat à base de poisson et de légumes ou féculents, et évitez de consommer la sauce.
– **Les saucisses allégées, les saucisses de volaille** : leur teneur en matière grasse est souvent encore trop élevée (15 à 20 %), et leur saveur n'est pas toujours au rendez-vous.
– **Les sablés et les biscuits « diététiques »** : allégés en sucre, enrichis en magnésium, en fibres ou en fer..., ils n'ont pas d'intérêt spécifique par rapport au cholestérol, d'autant que leur teneur en lipides saturés est souvent élevée. La mention « Matières grasses végétales » n'est pas une garantie de qualité puisque ces huiles, pour des raisons technologiques, sont hydrogénées, ce qui diminue fortement la présence d'acides gras insaturés. Préférez les biscuits faits maison, avec une margarine ou une huile adaptées.
– **Les desserts lactés avec « seulement 4 à 6 % de MG »** : l'étiquetage est franchement trompeur car ces desserts (riz au lait, crème chocolatée, îles flottantes...) ne sont en réalité pas suffisamment allégés et ne présentent aucun intérêt pour vous. Si vous aimez les entremets, préparez-les vous-même avec du lait écrémé (0 % de matière grasse) ou demi-écrémé (1,5 %).
– **Les beurres allégés** : ils contiennent moins de lipides que le beurre traditionnel, mais ces lipides sont toujours en majorité saturés. Vous devez orienter votre choix vers des pâtes à tartiner végétales, sources d'acides gras mono- et poly-insaturés.
– **Les galettes de soja et pâtés végétaux** : certains contiennent du fromage et des huiles hydrogénées. Leur apport global en lipides est souvent élevé (20 à 30 %) et la présence de lipides saturés est trop importante. Choisissez des galettes de soja aux épices ou aux légumes, et vérifiez sur les pâtés végétaux la mention « huiles non hydrogénées ».

– **Les sauces vinaigrettes allégées** : elles n'ont pas d'intérêt pour vous. Préparez vos vinaigrettes avec une huile de bonne qualité (colza, noix, olive…) pour augmenter vos apports en acides gras bénéfiques.
– **Les soupes « allégées »** : elles n'ont aucun intérêt par rapport aux soupes de légumes non allégées qui ne contiennent en général aucune matière grasse ajoutée. En dépannage, vous pouvez consommer des soupes en brique, surgelées ou fraîches, en choisissant des recettes simples à base de légumes, sans fromage ni matière grasse. Mais attention, ces produits restent trop riches en sel comparés à une soupe maison.
– **Les œufs aux oméga-3** : en améliorant l'alimentation des poules, les éleveurs ont réussi à modifier la composition des matières grasses contenues dans le jaune d'œuf. On y trouve davantage d'oméga-3 bénéfiques, ce qui est une bonne chose, mais la teneur en cholestérol n'est pas modifiée pour autant, ce qui en fait pour vous un produit « gadget » !
– **Le lait, le pain, les biscuits aux oméga-3** : les fameux acides gras oméga-3 sont certes bénéfiques pour la santé, mais vous les trouverez à l'état naturel et à moindre coût dans l'huile de colza, les graines de lin (qui entrent dans la composition de certains pains) ou les poissons gras.

ILS VALENT L'INVESTISSEMENT…

– Les margarines ou pâtes à tartiner riches en oméga-3 ou contenant des stérols végétaux, à raison de 20 g par jour environ. Il n'est pas conseillé d'en consommer davantage, car leurs effets n'ont pas été suffisamment étudiés à très fortes doses.
– Les laitages basiques à 0 % de matière grasse (yaourts nature ou aux fruits, fromages blancs et petits-suisses).
– Les steaks hachés à 5 % de matière grasse, le jambon découenné, les jambons de volaille. Pauvres en lipides, ils sont bien adaptés à votre régime.
– Les dérivés du soja (« lait » de soja, desserts au soja, crème de soja pour la cuisine, tofu…) : ils sont dépourvus de cholestérol et apportent des acides gras insaturés.
– Les pains aux graines de lin ou de tournesol, les pains aux noix ou aux noisettes. Plus chers que la baguette traditionnelle, ils apportent un vrai bénéfice « santé » car ils sont bien pourvus en acides gras insaturés, en fibres et en antioxydants.

LES BONS GESTES CULINAIRES

La cuisine anticholestérol n'est ni triste ni fade ! Bien au contraire, elle s'inspire de la cuisine méditerranéenne traditionnelle, connue dans le monde entier pour ses saveurs délicieuses et sa diversité. Loin du « poisson nature, haricots verts à l'eau », vous allez découvrir une nouvelle façon de cuisiner les ingrédients que vous aimez. Cette cuisine « santé » est adaptée à toute la famille et à toutes les occasions. Il suffit simplement de sélectionner les ingrédients qui vous veulent du bien.

La cuisson vapeur : le « plus » santé

La cuisson à la vapeur est idéale pour les poissons et les légumes : elle conserve le goût des aliments et sa chaleur douce préserve les qualités nutritionnelles des produits. Les antioxydants (vitamine E, bêtacarotène, polyphénols) et les acides gras insaturés, indispensables à votre santé, ne sont pas dégradés par la cuisson. De plus, comme la saveur des aliments est respectée, vous pourrez limiter l'ajout de sel.

« Cuit à la vapeur » ne signifie pas « dégusté nature » : n'hésitez pas à ajouter un filet d'huile ou une noisette de margarine riche en oméga-3, du citron, du poivre, des herbes ou un coulis de tomates sur les légumes ou le poisson. N'oubliez pas que l'ajout de matières grasses insaturées est indispensable à votre régime et que des plats sans assaisonnement risquent de vous lasser assez rapidement.

La cuisson à la vapeur n'est pas bien adaptée à la préparation des viandes, car elle donne un goût et un aspect de viande bouillie. Dans ce cas, préférez la cuisson lente (faites mijoter) et le gril.

POUR BIEN RÉUSSIR LA CUISSON VAPEUR

– Utilisez un cuit-vapeur (électrique ou à poser sur le gaz), qui contient au moins 2 à 3 l d'eau pour que la vapeur dégagée soit abondante.
– Maintenez une forte ébullition pendant toute la durée de la cuisson (ne cuisez jamais à feu doux).
– Coupez les légumes en petits morceaux ou rondelles pour écourter le temps de cuisson, et donc préserver la qualité nutritionnelle des produits.
– Étalez les légumes ou le poisson en couche fine pour que la cuisson soit homogène.

Faire mijoter léger

Rassurez-vous, le régime anticholestérol n'interdit pas les petits plats en sauce ! Il suffit de bien sélectionner les ingrédients et d'utiliser une matière grasse adéquate. Toutes les recettes traditionnelles peuvent être adaptées à votre régime, en respectant quelques principes simples.

- Choisissez les morceaux de viande les moins gras :
  - – poulet (sans peau), cuisse de dinde, lapin, pintade ;
  - – longe de porc, palette (fraîche ou demi-sel), filet de porc fumé ;
  - – gîte, macreuse, jarret de bœuf, jumeau ;
  - – jarret de veau, épaule ;
  - – gigot d'agneau bien dégraissé.

Les poissons à chair dense se mijotent également : tranche de thon, espadon, lotte…

- Pour les plats braisés (type poulet basquaise), faites revenir la viande et les légumes aromatiques dans une ou deux cuillerées à soupe d'huile d'olive, de tournesol ou de pépins de raisin ou dans de la margarine spéciale cuisson.
- Selon la recette, ajoutez du bouillon dégraissé, du vin blanc ou rouge, ou des tomates pour faire mijoter sans dessécher.
- Assaisonnez avec de l'oignon, de l'ail, du thym, du laurier, des épices, selon vos goûts.
- Si vous souhaitez lier la sauce en fin de cuisson, faites-la réduire avec une pincée de Maïzena®, et ajoutez un peu de crème de soja (pour une blanquette, par exemple).

Vous pourrez ainsi réaliser des plats qui s'adaptent sans problème à votre régime : poulet basquaise, poulet en cocotte à l'estragon, dinde à la tomate, pintade au chou, pot-au-feu, bœuf aux carottes, bourguignon (sans lardons), palette de porc aux lentilles, colombo ou curry de porc et de poulet, osso-buco (bien dégraisser le veau), gigot en cocotte…

ÉLIMINEZ LES GRAISSES INDÉSIRABLES

– Ôtez le gras visible sur les viandes, la peau du poulet, les bardes des rôtis.
– Jetez le gras qui reste dans la cocotte après avoir fait rissoler la viande.
– Remplacez les lardons par du filet de bacon ou des dés de jambon, et la crème fraîche par de la crème de soja ou, éventuellement, de la crème à 5 % de matière grasse.

Griller et rôtir : le goût en plus

Ce mode de cuisson est surtout adapté aux viandes à cuisson courte (steak, côte dégraissée...), aux poissons et aux légumes d'été (courgettes, poivrons, aubergines...). Les ingrédients, saisis à haute température, gagnent en saveur (car ils caramélisent) et restent fondants si vous maîtrisez bien le temps de cuisson.

– **Les grillades** : si vous les appréciez, prévoyez des grillades plusieurs fois par semaine, en alternant avec des plats mijotés pour éviter la monotonie.
N'hésitez pas à huiler légèrement la pièce de viande ou le gril : la cuisson sera plus homogène, la viande sera mieux saisie et donc moins sèche, et les composants nutritionnels seront mieux préservés. Après cuisson, vous pouvez également ajouter une noisette de matière grasse (huile ou margarine enrichie en oméga-3), surtout si vous n'avez pas de problème de poids.

EN PRATIQUE

– Indispensable : un bon gril en fonte lourde à poser sur le gaz ou un gril électrique (de préférence vertical pour éliminer les graisses).
– Badigeonnez les viandes et poissons d'huile d'olive à l'aide d'un pinceau.
– Pour varier les goûts : faites mariner les viandes et poissons 15 à 30 mn avec du thym, du romarin, des graines d'anis ou de coriandre, des épices (curry, mélange indien tandoori, gingembre...).

– **La cuisson au four** : elle est également intéressante car elle concentre les saveurs. Les poissons, que vous agrémenterez de tomates, oignons, vin blanc, thym et d'un filet d'huile d'olive, se prêtent particulièrement bien à ce mode de cuisson. Pour les viandes, hormis le classique poulet rôti, pensez aux rôtis bien saisis de bœuf ou de cheval ou aux viandes cuites plus longuement, filet de porc ou veau, par exemple. Dégraissez le jus de cuisson avant de servir et n'oubliez pas d'ôter le gras visible et les bardes avant d'enfourner.

Choisir les matières grasses

Vous l'avez compris, un des objectifs de votre régime est d'augmenter la consommation de matières grasses bénéfiques (insaturées) tout en réduisant les matières grasses saturées.

– Les huiles végétales résistant à la cuisson sont adaptées à la préparation des plats mijotés ou poêlés. Elles résistent à des températures élevées sans perdre leurs atouts nutritionnels (richesse en acides gras insaturés et en vitamine E). En revanche, il ne faut jamais les faire fumer ou noircir. Si vous les appréciez, les graisses d'oie et de canard ne vous sont pas interdites (elles apportent des acides gras mono-insaturés). Modérez les doses et faites-les toujours fondre à feu doux pour éviter de les surchauffer. Alternez avec des matières grasses au profil nutritionnel complémentaire : huile de tournesol, d'olive, de pépins de raisin, par exemple.
– Certaines huiles ne supportent pas la cuisson : réservez l'huile de colza, de noix, de noisette ou de sésame à la réalisation des vinaigrettes.
– Les margarines. Le beurre que vous utilisiez pour adoucir les purées et rendre les pâtes onctueuses doit être remplacé par une margarine « anticholestérol », apportant des acides gras insaturés. Vous trouverez des produits à utiliser uniquement à froid, que vous pouvez faire fondre sur les purées et légumes cuits à la vapeur. Pour faire revenir des coquillettes ou des haricots verts, choisissez une margarine « spécial cuisson », toujours dans la gamme des margarines anticholestérol.
– Pour la réalisation des gâteaux, pâtes à tarte ou biscuits, remplacez le beurre traditionnel par le même poids de margarine « spécial cuisson », qui donne d'excellents résultats. Dans les gâteaux, vous pouvez également remplacer le beurre par une huile à goût neutre (pépins de raisin, tournesol, maïs...).

EN PRATIQUE

– Ne cuisinez pas sans matière grasse, mais modérez les quantités (2 cuillerées à soupe pour 4 personnes dans un plat mijoté).
– Optez pour les huiles d'olive, de tournesol, de pépins de raisin ou de maïs pour la cuisson, ou de la graisse de canard si vous l'appréciez.
– Remplacez la crème fraîche par de la crème de soja, du fromage blanc à 0 % de matière grasse et, de temps en temps, de la crème fraîche à 5 % de matière grasse.

Ajouter des herbes, épices et aromates

Ce sont les petits « plus » qui vous permettront de personnaliser vos recettes et de donner davantage de goût à vos plats. Non seulement les herbes et épices ne contiennent pas de matières grasses, mais elles sont sources de vitamines

(dans les herbes crues) et d'antioxydants protecteurs. Vous pouvez donc en user et en abuser autant qu'il vous plaira !
Pensez à ajouter du persil frais, du basilic, de l'ail haché, des oignons violets ou blancs émincés, du cerfeuil, de la citronnelle, du gingembre frais… dans les crudités et les légumes cuits.
Le paprika, le safran, le curry, le piment, le poivre, les baies roses, le cumin, la muscade et la coriandre s'accordent avec les viandes, les poissons et les céréales.
N'oubliez pas les desserts dans lesquels vous pouvez ajouter cannelle, vanille, feuilles de menthe ou de verveine…

EN PRATIQUE

– Utilisez des herbes très fraîches et de préférence crues pour bénéficier de leur richesse en vitamines (vitamine C, caroténoïdes…).
– Évitez les préparations industrielles à base d'épices ou d'aromates (sauces, croûtons, bouillons non dégraissés, « persillades »…), car elles peuvent contenir des matières grasses saturées (ou « hydrogénées »).
– Ajoutez régulièrement de l'oignon, de l'ail et de l'échalote dans vos plats : ils sont excellents pour le cœur.

QUELS CHOIX AU RESTAURANT ?

Vous avez compris que manger mieux n'est pas très compliqué, à condition de bien sélectionner les aliments et de les cuisiner de façon adéquate. Mais que faire, en pratique, lorsque vous déjeunez ou dînez à l'extérieur ? Il suffit d'effectuer les bons choix et de vous fixer des objectifs raisonnables. Vous ne mangerez peut-être pas aussi équilibré qu'à la maison, mais ce n'est pas dramatique. Reprenez vos bonnes habitudes au cours des repas suivants, et ne perdez pas de vue que l'efficacité du régime porte ses fruits sur le long terme.

Les brasseries et restaurants traditionnels

En entrée, optez pour les crudités en demandant que la vinaigrette soit servie à part, ce qui vous permet de doser l'assaisonnement. Du jambon cru (dégraissé), du saumon fumé, des huîtres, des crevettes ou un potage sont également des choix judicieux.

Pour le plat, l'idéal est de prendre un poisson, mais attention aux sauces : choisissez un poisson grillé ou poché, et demandez la sauce à part. Une grillade de bœuf, du poulet, du canard ou toute autre volaille peuvent convenir. Précisez toujours « sans beurre » et « sauce à part ».
Sautez le fromage et prenez, si vous le souhaitez, un dessert : salade de fruits, sorbet, compote ou fruit frais, tout simplement.

Et pourquoi pas…
– Du petit-salé, si vous consommez les lentilles et la viande maigre (palette, filet), en laissant de côté les saucisses.
– Du bourguignon, qui, en principe, n'est pas un plat très gras (ôtez tout le gras de la viande, ne consommez pas la sauce).
– Du cassoulet : traditionnellement cuisiné à la graisse d'oie, il contient plutôt des « bonnes » graisses. Faites honneur aux haricots, dégustez une petite portion de confit et laissez les saucisses.
– De la potée ou un pot-au-feu : régalez-vous de légumes et choisissez les morceaux maigres de la viande. Oubliez le lard, les saucisses et l'os à moelle.
– Du poulet basquaise, de la pintade au chou, qui sont adaptés à votre régime.

À ÉVITER VRAIMENT

La blanquette (la sauce est à base de jaune d'œuf et de crème fraîche), la tartiflette, la fondue, la raclette, le gratin dauphinois, les frites…

Les crêperies

Si la pâte à crêpes n'est pas particulièrement grasse, l'ajout de beurre en cours de cuisson n'est pas vraiment compatible avec votre régime anticholestérol. Précisez « sans beurre » et choisissez bien la garniture : galettes au jambon, au saumon (sans crème), aux légumes (mais attention à la crème), au chèvre (la portion n'est généralement pas très importante), à la ratatouille.
Accompagnez votre galette d'une salade (sauce à part) et terminez par un sorbet ou une crêpe sucrée (sans chantilly et toujours sans beurre). L'ajout de miel, amandes, crème de marrons, confiture ou compote est autorisé. Vous aurez donc davantage de choix que pour les galettes salées.

Prenez en compte la portion d'œuf et, éventuellement, de fromage que vous aurez consommé afin d'équilibrer votre semaine. Si vous appréciez particulièrement les repas de crêpes, faites-les plutôt à la maison : vous maîtriserez plus facilement leur composition, qui est simple à adapter à votre régime.

Les pizzerias

À l'origine, la vraie pizza italienne est un plat pauvre en matières grasses et bien équilibré. Les pizzas d'aujourd'hui se sont enrichies de fromage, de lard, de chorizo et même de crème : elles sont devenues hypercaloriques et grasses ! Demandez systématiquement des pizzas « sans fromage » pour limiter l'apport en lipides saturés et optez pour les pizzas aux légumes (légumes grillés, quatre saisons), au jambon ou aux fruits de mer.

Si vous souhaitez consommer un plat de pâtes, faites simple : coulis de tomates, fruits de mer (en principe sans crème, à faire préciser par le restaurateur), légumes (aubergines…), sauce bolognaise. Optez pour des spaghettis ou des penne, plutôt que pour des tagliatelles fraîches qui contiennent des œufs.

Fuyez impérativement les pâtes à la carbonara et les lasagnes.

Pour le dessert, choisissez entre sorbet et salade de fruits… en oubliant le tiramisu !

LE BON RÉFLEXE

Au restaurant, précisez toujours « sans sauce » ou « sauce à part » ou « sans beurre ». Et demandez un flacon d'huile d'olive pour compléter l'assaisonnement.

Les restaurants chinois et vietnamiens

Dans les restaurants asiatiques, le choix est plus facile lorsque l'on surveille son taux de cholestérol. Les plats sont cuisinés à l'huile et accompagnés de légumes sautés, de riz ou de nouilles. Les sauces sont peu grasses et ne contiennent jamais de crème fraîche ou de beurre.

Prenez ce qui vous plaît, ou presque : évitez simplement les fritures (nems, beignets de crevettes, de banane…) et choisissez du riz blanc plutôt que du riz cantonais (à cause des œufs et des saucisses).

À privilégier notamment : les bouchées vapeur aux crevettes, les rouleaux de printemps (non frits), les salades de soja, les soupes, le poulet sauce saté, le poulet aux amandes, le poulet grillé sur plaque chauffante, le bœuf aux pousses de bambou, la fondue chinoise (cuite dans un bouillon), le riz blanc, le gingembre confit, le nougat chinois, les litchis et autres fruits. La sauce soja, le nuoc-mâm et la sauce pimentée sont autorisés. Le choix est vaste et ces restaurants permettent de prendre des repas à l'extérieur sans difficulté particulière.

Les restaurants japonais

Les Japonais ne présentent pas d'excès de cholestérol et sont moins touchés par l'infarctus du myocarde que les Occidentaux. Faites comme eux : dégustez des poissons crus, des sushis, des brochettes de volaille grillée, du riz blanc, des salades de chou, de la soupe miso aux algues… Évitez uniquement les tempura (beignets), car vous ignorez dans quel type d'huile ils ont cuit.

Il n'y a, en principe, pas de desserts sucrés dans un menu traditionnel japonais, mais certains restaurants proposent des sorbets ou des fruits.

Les sauces soja (nature ou sucrées), le gingembre émincé et le wasabi (sauce verte piquante) sont autorisés sans limitation particulière.

Les plats japonais sont particulièrement bien adaptés aux personnes qui surveillent leur taux de cholestérol. Vous pouvez manger dans ce type de restaurant (ou acheter des sushis chez un traiteur) plusieurs fois par semaine si vous appréciez cette cuisine.

POUR RÉSUMER

Entre tradition française, crêpes au beurre et cuisine italienne dénaturée, optez pour les restaurants asiatiques, où les plats sont davantage adaptés à vos besoins.

La restauration rapide

Le fast-food n'est pas spécialement adapté à votre régime : hamburgers trop gras, frites et glaces… On est loin des recommandations anticholestérol ! Si vous devez y manger par obligation ou en dépannage, optez pour le hamburger le plus simple, à base de steak haché (sans fromage, bacon ou poisson pané), que

vous accompagnerez d'une salade. Si vous raffolez du fast-food, le problème est un peu différent : le plus raisonnable est de vous octroyer un repas « libre » une fois par mois... maximum !
Dans les sandwicheries et saladeries, votre choix ne sera guère plus aisé. Les sandwichs sont souvent riches en lipides (beurre, mayonnaise, fromage, charcuterie...). Orientez-vous vers les préparations les plus simples : un jambon-beurre est souvent moins gras qu'un poulet-crudités. Idéalement, choisissez un sandwich à base de pain complet avec du thon, du jambon, du poulet ou du surimi et des crudités, si possible sans assaisonnement pour limiter l'apport en lipides. Les sandwichs de pain de mie vendus dans les grandes surfaces ou les station-service sont également très gras. Bref, il vous faudra compenser au repas suivant avec un menu pauvre en matières grasses.
Les salades peuvent être une bonne alternative, à condition de ne contenir ni œuf, ni croûtons, ni lardons, et que la sauce puisse être servie à part.
Complétez votre repas, si vous le pouvez, par un fruit frais.

Au bureau

Si vous emportez votre repas pour déjeuner au bureau, vous pouvez prévoir une formule « sandwich » avec du pain complet, du thon ou du poulet, une sauce maison à base de fromage blanc 0 % de matière grasse et des crudités. Complétez avec un dessert au soja ou un laitage allégé et un fruit. Salades composées ou plats à réchauffer (préparés la veille) vous permettront de varier les menus.
Si vous avez accès à un restaurant d'entreprise, optez pour des grillades, du poisson, des légumes et féculents nature. De nombreux selfs proposent des plats « régime » cuits sans matières grasses, et donc adaptés à vos besoins. Assaisonnez-les d'un filet d'huile d'olive (souvent à disposition) pour compléter vos apports en acides gras insaturés. Si la cuisine de votre entreprise vous semble vraiment trop grasse, alternez les repas au self et les repas emportés pour rééquilibrer vos menus sur la semaine.

Améliorez votre mode de vie

Manger mieux est indispensable à votre santé, mais cela ne suffit pas ! C'est votre mode de vie dans sa globalité qu'il faut améliorer si vous voulez préserver votre cœur. Bougez plus, ne fumez plus, limitez votre consommation d'alcool et soyez zen… Souriez, une vie plus légère s'offre à vous, sachez en profiter !

L'ACTIVITÉ PHYSIQUE : UN ÉLÉMENT À NE PAS NÉGLIGER !

Une activité physique régulière permet au cœur de travailler plus facilement : comme n'importe quel muscle, plus le cœur est entraîné, plus il est efficace. Par ailleurs, le sport permet d'augmenter le taux de bon cholestérol (qui « nettoie » les artères), de prévenir ou d'améliorer le diabète. Un cœur plus fort et des artères en bon état : c'est bon pour la santé à long terme !

Il ne s'agit pas de viser des performances hors de votre portée, mais plutôt de bouger davantage au quotidien, en adoptant un rythme de vie un peu plus dynamique. Les experts recommandent actuellement d'intégrer l'équivalent de 30 minutes de marche rapide par jour. Il suffit pour cela de modifier certaines habitudes dans votre emploi du temps, par exemple :
– faites systématiquement vos petites courses quotidiennes (pain, salade, poisson, journal…) à pied ;
– sortez le chien un peu plus longtemps que d'habitude ;
– allez chercher vos enfants ou petits-enfants à l'école à pied (c'est également excellent pour eux) ;
– montez les étages à pied, à votre rythme, sans vous essouffler ;
– descendez du bus ou du métro à la station précédente et marchez tranquillement jusqu'à votre point de rendez-vous.

Et il n'y a pas que la marche : jardiner, faire un grand nettoyage ou une balade à vélo, c'est toujours bouger ! Ne refusez pas non plus une baignade, une partie de football ou une balade avec vos enfants ou petits-enfants.

Une fois par semaine, essayez de pratiquer une activité sportive douce : aquagym, natation, danse, course à pied tranquille, randonnée, badminton, gymnastique, golf, cyclisme ou sport d'équipe (volley, football...). Il suffit de trouver des partenaires de même niveau que vous, pour ne pas vous ennuyer, mais ne pas forcer non plus.

PEUR DE FAIRE DU SPORT ?

L'objectif n'est en aucun cas de pratiquer des sports violents, dangereux ou au-dessus de vos possibilités physiques.
Votre médecin vous aidera à choisir le sport qui vous convient le mieux, en fonction de votre âge et de votre état de santé.
De votre côté, soyez raisonnable : apprenez à connaître vos limites, contrôlez votre pouls au cours de l'activité, mangez correctement avant de faire du sport (suffisamment de glucides, notamment) et hydratez-vous souvent.

LE TABAC, LE STRESS, L'ALCOOL : TROIS ENNEMIS DU CŒUR

Manger mieux, bouger davantage... Vous êtes sur la bonne voie ! Mais ne négligez pas les fléaux que sont le tabac et l'alcool !

Le tabac : stop obligatoire !

Si vous fumez, mettez tout en œuvre pour parvenir à vous libérer définitivement de cette drogue. Votre médecin pourra vous prescrire des médicaments qui facilitent l'arrêt du tabac (patch, traitement médicamenteux de sevrage). Si vous craignez de prendre du poids à l'arrêt du tabac, consultez un diététicien quelques mois avant d'arrêter pour cadrer votre alimentation. Il vous accompagnera tout au long du sevrage pour stabiliser votre poids et vous aider à gérer les envies de sucre, le grignotage, l'augmentation de votre appétit.

L'alcool : attention aux mauvaises habitudes

L'alcool en excès est néfaste pour la santé, notamment pour le système cardio-vasculaire. Une consommation modérée de vin à table n'est pas interdite, mais elle n'est pas indispensable et ne doit pas être maintenue simplement par habitude. Quant à la consommation excessive et chronique, elle doit, comme le tabac, faire l'objet d'un sevrage avec un accompagnement médical.

Le stress, un peu, beaucoup…

On s'intéresse de plus en plus aux effets du stress sur la santé. Les angoisses et la dépression pourraient en effet favoriser la survenue des maladies cardio-vasculaires. De même, une mauvaise gestion du stress au quotidien est considérée comme un facteur de risque.

Un état d'angoisse important ou une dépression peuvent assez vite être détectés et pris en charge par psychothérapie et/ou traitement médicamenteux. Pour le stress, c'est différent… Nous sommes tous stressés, le stress fait partie du quotidien de nos vies bien remplies et actives. C'est d'ailleurs lui qui nous fait avancer, nous pousse à aller plus loin, à faire mieux.

En quoi peut-il être « mauvais » ? Le stress peut se définir comme une mobilisation de nos ressources personnelles face à une stimulation extérieure, nous permettant de réagir et de nous adapter. Mais l'organisme peut être dépassé par des sollicitations répétées, auxquelles nous nous imposons de réagir au mieux, dans un esprit de réussite et de compétitivité. Cette « pression » que nous nous imposons souvent nous-mêmes finit, à la longue, par être coûteuse pour les vaisseaux et le cœur.

Il n'est pas question d'éliminer le stress (voudriez-vous d'une existence de « légume » ?). L'objectif est plutôt de prendre du recul, de mieux cibler les vraies priorités et de cesser de dramatiser à l'excès !

Des techniques et des thérapies aident à mieux gérer le stress : en voici quelques-unes.

– **La relaxation et la sophrologie** permettent de faire un vrai « break » avec l'extérieur et à se recentrer sur soi.

– **La psychothérapie et l'analyse** peuvent vous aider à comprendre pourquoi certaines choses vous tiennent tant à cœur et vous angoissent.

– **Les thérapies comportementales**, fondées sur la modification du comportement au quotidien, vous aident à mieux gérer les situations qui vous agressent ou vous déstabilisent en vous donnant les clés pour réagir positivement. Elles ont l'avantage d'apporter un mieux-être assez rapidement.

– **Le sport** est une façon saine de se défouler, de se surpasser et de se concentrer sur soi-même.

D'une façon générale, il est important de ne pas se laisser envahir par des « problèmes » qui n'en sont pas, des « soucis » finalement négligeables et des idées noires que l'on peut souvent remplacer par d'autres, plus agréables. On vit mieux en ne perdant pas de vue que l'existence est faite de petits bonheurs qu'il faut savoir cultiver…

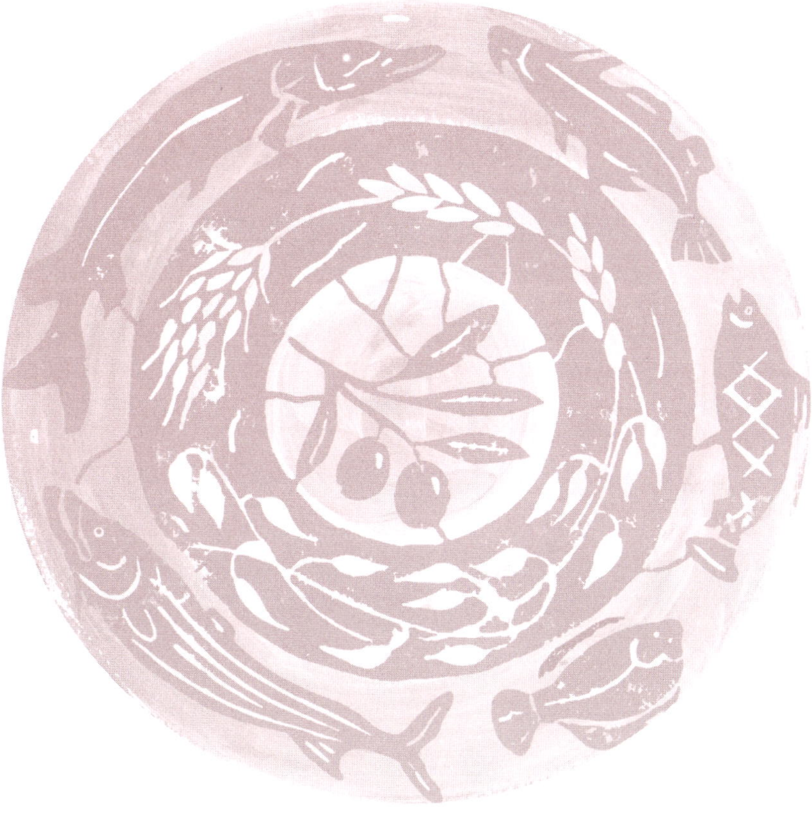

20 idées reçues sur le cholestérol

1 « Mon médecin m'a prescrit un traitement médicamenteux. Je n'ai donc pas besoin de suivre un régime particulier. »

FAUX. Le régime reste la base de la lutte contre le cholestérol ! Il est habituellement prescrit en « première intention », avant tout médicament, car des mesures diététiques simples sont souvent suffisantes pour faire baisser le taux de cholestérol. Si votre médecin vous a prescrit des médicaments (parce que vous présentez différents facteurs de risque ou que votre taux de cholestérol est particulièrement élevé), vous n'êtes pas dispensé de régime pour autant ! La correction de votre alimentation aura pour effet de potentialiser l'action des médicaments, c'est-à-dire d'en améliorer l'efficacité. Ces deux mesures sont donc complémentaires.

2 « Les œufs sont totalement interdits quand on a un taux de cholestérol élevé. »

FAUX. Certes, les aliments riches en cholestérol (jaune d'œuf, cervelle, foie…) doivent être consommés modérément, mais ce n'est pas la principale mesure diététique à respecter. Seul 20 % du cholestérol circulant dans les artères provient directement de l'alimentation. Le reste, soit 80 %, est fabriqué par le foie, et c'est contre cette synthèse excessive qu'il faut lutter en consommant moins de graisses saturées… Si les œufs ont été pendant longtemps la cible des régimes anticholestérol, on sait aujourd'hui qu'une consommation modérée n'a pas d'incidence néfaste sur le taux de cholestérol. On autorise actuellement 2 œufs entiers par semaine, à consommer en plat principal ou dans des préparations (pâtisseries maison, par exemple). En cuisine, vous pourrez facilement modifier vos recettes en remplaçant 1 œuf entier par 2 blancs d'œufs, qui ne contiennent pas de cholestérol et ne sont donc pas limités.

3 « Les graisses animales sont néfastes. »

VRAI et FAUX. La distinction graisses animales/graisses végétales est pratique, mais pas toujours juste. Une meilleure connaissance de la structure des matières grasses et de leurs effets dans l'organisme a permis d'affiner cette classification. Il est préférable d'opposer acides gras saturés et acides gras insaturés (mono-insaturés, poly-insaturés, dont les oméga-3). Les acides gras saturés sont à limiter, les autres, à privilégier. Les acides gras saturés sont présents dans les matières grasses du lait (lait entier, fromage, crème fraîche, glaces...), dans le bœuf, le veau, le mouton et dans certains produits industriels (viennoiseries, sauces, Végétaline®...). Les acides gras insaturés se trouvent dans les huiles végétales, les margarines aux oméga-3, les noix, les dérivés du soja, mais aussi dans le poisson, les volailles, le porc ou le lapin. Au final, on conseille effectivement de privilégier les matières grasses végétales car elles sont insaturées. Pour les produits animaux, l'important est de bien les choisir : privilégiez le poisson source d'oméga-3, ainsi que les volailles, le lapin ou le porc, qui contiennent des acides gras mono-insaturés. Évitez surtout le gras du bœuf et les matières grasses des produits laitiers.

4 « Il faut manger sans sel quand on a du cholestérol. »

FAUX. La consommation de sel n'a pas d'impact direct sur le taux de cholestérol. Un régime sans sel ne fera pas baisser votre cholestérolémie. En revanche, l'excès de sel diminue l'élasticité des artères et favorise l'hypertension artérielle, facteur de risque majeur des maladies cardio-vasculaires. Pour protéger le cœur et les artères à long terme, on conseille donc de modérer les apports en sel. Pour que votre consommation reste raisonnable, salez (modérément) les aliments en cours de cuisson et évitez de mettre la salière sur la table. La cuisson à la vapeur, qui ne nécessite pas d'ajout de sel et préserve les saveurs, est aussi un bon réflexe à adopter. Enfin, méfiez-vous des aliments industriels : ils contiennent toujours beaucoup de sel (soupes en sachets et briques, plats tout prêts, sauces, biscuits apéritifs, charcuteries, fromages...). Ce sont eux les principales sources de sel de notre alimentation moderne !

5 « Les produits allégés sont indispensables pour faire baisser le taux de cholestérol. »

FAUX. Ne vous laissez pas berner par les messages publicitaires flous : « allégé » ne signifie pas « efficace pour faire baisser le cholestérol ». Certains produits peuvent même être totalement inadaptés du fait de leur teneur importante en lipides saturés ; c'est le cas de certains « beurres », de sauces ou de biscuits allégés. Pour faire baisser son taux de cholestérol, il faut modifier son alimentation en réduisant les lipides saturés et en consommant davantage de lipides insaturés, de fibres, de végétaux… Ces mesures sont faciles à adopter en consommant des aliments basiques, courants et bon marché.

Deux produits peuvent néanmoins être intégrés à votre régime : le fromage allégé et la crème fraîche à 5 ou 10 % de matière grasse, car l'allègement porte sur les acides gras saturés. Enfin, les nouveaux aliments diététiques anticholestérol (sources d'oméga-3 et de phytostérols, mais pas forcément allégés en calories) peuvent apporter une aide complémentaire. Ils sont mieux ciblés et leur efficacité a été prouvée dans le cadre d'un régime anticholestérol.

6 « Il faut maigrir quand on a du cholestérol. »

SOUVENT VRAI. Augmentation du taux de cholestérol et problèmes de poids sont souvent liés. Si vous êtes en surpoids ou que vous avez pris quelques kilos, même en restant dans la « norme », votre médecin vous conseillera sans doute de retrouver votre poids de forme habituel. La prise de poids, même modérée, peut entraîner un dérèglement métabolique, qui va faire augmenter votre taux de cholestérol, de triglycérides et, parfois, votre glycémie à jeun. La perte de quelques kilos est souvent suffisante pour améliorer le bilan sanguin. Il faut ensuite stabiliser votre poids et rester vigilant !

À l'inverse, on peut être mince et avoir un excès de cholestérol : c'est le cas dans les hypercholestérolémies familiales. Si vous êtes concerné, inutile, bien sûr, de perdre du poids, mais faites attention à ne pas en prendre.

7 « L'alcool est totalement interdit quand on a des problèmes cardio-vasculaires. »

FAUX. Une consommation très modérée de vin (1/2 à 1 verre par jour) n'est pas interdite si vous présentez une cholestérolémie légèrement élevée et peu de facteurs de risque. Évitez, en tout cas, de boire de l'alcool à jeun (alcool fort au moment de l'apéritif, par exemple) : préférez un demi-verre de bon vin pour accompagner le repas.

En revanche, si votre taux de triglycérides est élevé, votre médecin vous conseillera sans doute d'éviter toute boisson alcoolisée, car l'alcool favorise

l'hypertriglycéridémie. De même, après un infarctus ou si vous présentez des facteurs de risque (tabac, hypertension…) de maladies cardio-vasculaires, votre médecin vous interdira sans doute la consommation d'alcool.
Dans tous les cas, vous pouvez toujours utiliser du vin pour cuisiner (bourguignon, sauce au vin blanc…) ou un peu de rhum pour flamber, occasionnellement : la cuisson fera évaporer l'alcool, seuls les arômes resteront.

8 « Il faut éviter les noix et les noisettes. »

FAUX. Pendant de nombreuses années, la consommation de fruits oléagineux était interdite en cas d'hypercholestérolémie sous prétexte que ces aliments étaient « gras ». On sait aujourd'hui que les matières grasses qu'ils contiennent sont bénéfiques à la santé : ce sont des lipides insaturés (oméga-3, oméga-6, mono-insaturés). Les noix et noisettes rééquilibrent donc votre alimentation en « bonnes » graisses, elles sont source de vitamine E (antioxydante), de minéraux, d'acide folique… Il n'y a donc aucune raison de s'en priver ! Deux précautions à prendre : il faut les choisir non salées pour éviter l'excès de sodium et éviter d'en consommer en grande quantité si l'on souhaite perdre du poids, car leur apport énergétique est élevé.
Prenez l'habitude d'en ajouter dans les plats : vous en consommerez ainsi régulièrement, mais en quantité raisonnable. Pensez aux pignons et aux cerneaux de noix dans les salades vertes, aux noisettes et amandes dans les tartes et crumbles maison, aux noix de macadamia ou pécan avec les volailles…

9 « La crème fraîche est conseillée, elle peut remplacer le beurre. »

FAUX. Comme le beurre, la crème fraîche apporte des lipides saturés. Or, un des principaux objectifs du régime anticholestérol est précisément la réduction de ces acides gras. Il est beaucoup plus judicieux de remplacer le beurre par une huile végétale (olive ou pépins de raisin) ou par une margarine riche en oméga-3 et phytostérols. Vous augmentez ainsi vos apports en lipides insaturés bénéfiques.
Pour remplacer la crème fraîche traditionnelle, utilisez de la crème à 5 % de matière grasse (très allégée, elle est finalement pauvre en graisses saturées) ou, mieux, par un substitut à base de soja (crème de soja), intéressant pour son apport élevé en acides gras insaturés (15 à 17 %).

10 « La meilleure huile est l'huile d'olive. »

FAUX. Il n'y a pas d'huile « idéale » : chaque huile présente une composition différente ayant un intérêt spécifique. Il est donc recommandé de varier les huiles, pour l'assaisonnement comme pour la cuisson, car elles ont des profils nutritionnels complémentaires. Les nutriments bénéfiques à rechercher sur les étiquettes sont les acides gras mono-insaturés, les oméga-3 et la vitamine E. Actuellement, les oméga-6, longtemps conseillés dans le cadre de la prévention des maladies cardio-vasculaires, sont plutôt à restreindre au profit des oméga-3.

En résumé, favorisez :

– l'huile d'olive, qui apporte des acides gras mono-insaturés et de la vitamine E, ainsi que des polyphénols protecteurs ;

– les huiles de colza et de noix dans les salades et préparations crues, pour leur concentration en acides gras oméga-3.

Utilisez en moindre quantité les huiles de tournesol, de maïs et de pépins de raisin, insaturées mais un peu trop riches en oméga-6.

11 « Les poissons gras sont à privilégier. »

VRAI. Les poissons gras sont source d'oméga-3, intéressants dans le cadre de la prévention des maladies cardio-vasculaires. Les « bonnes » graisses du saumon, de la sardine, du thon et du maquereau ont été réhabilitées et il est désormais recommandé de consommer du poisson gras au moins deux fois par semaine. Les poissons « maigres » ne sont bien sûr pas interdits : peu caloriques et digestes, ils contiennent toujours une petite quantité de matières grasses insaturées (1 % environ) et remplacent avantageusement la viande.

Préparez vos poissons au four (avec oignons, tomates, vin blanc...), en papillote (avec des aromates), au gril, à la vapeur ou au micro-ondes. Vous pouvez les accompagner d'un filet d'huile d'olive, d'une noisette de margarine riche en oméga-3 ou encore d'une sauce à base de crème de soja. Pensez à l'espadon (délicieux au gril), à la raie (avec des câpres et de la margarine), au flétan (délicieux nature, à la vapeur).

12 « L'alimentation végétarienne est une bonne alternative quand on a du cholestérol. »

VRAI et FAUX. Pour faire baisser le taux de cholestérol, on conseille effectivement d'adopter une alimentation riche en végétaux. On améliore ainsi les apports en fibres, en antioxydants et en lipides insaturés. Mais attention, les végétariens remplacent la viande par des œufs, du fromage et des plats assez gras comme les tartes aux légumes ou au fromage, les galettes, les gratins... Dans ce cas, il n'y a aucun bénéfice pour la santé du cœur, au contraire. Si vous êtes végétarien ou que vous souhaitez le devenir, choisissez des laitages maigres et du fromage allégé (évitez beurre et crème), limitez les œufs à 4 par semaine et contrôlez les ingrédients des tartes salées, gratins, etc. Si possible, intégrez du poisson une ou deux fois par semaine et consommez régulièrement du tofu (pâté de soja) à la place des œufs.

13 « On dit que les pommes font baisser le taux de cholestérol. Que faut-il en penser ? »

VRAI. Les résultats de la très sérieuse étude menée au CHU d'Angers dans les années 1980 n'ont jamais été démentis ! La consommation de 3 pommes par jour pendant 2 mois a entraîné une baisse de 10 % en moyenne de leur taux de cholestérol chez les patients étudiés. Donc pas d'hésitation : mangez des pommes ! Leur efficacité sera encore plus marquée si vous les consommez crues et avec leur peau (après un rapide passage sous l'eau froide). On attribue les vertus de la pomme à sa richesse en pectines, des fibres gélatineuses qui « piègent » le cholestérol dans l'intestin et en favorisent l'élimination dans les selles. D'autres végétaux comme la carotte et le brocoli ont un effet similaire.

14 « Les sandwichs sont tous interdits. »

FAUX. Heureusement, les sandwichs, si pratiques et vite faits, ne sont pas interdits dans le cadre de votre régime. La seule difficulté est d'en connaître les composants, ce qui n'est pas toujours aisé ! Sélectionnez ceux qui ne contiennent ni beurre, ni fromage, ni charcuterie. Il vous reste donc, au choix : les sandwichs au poulet, au thon, aux crudités (sans œufs durs), aux légumes grillés, au surimi, au saumon fumé, au filet de porc froid (maigre) ou au rosbif. Fuyez le beurre et les sauces à la crème ou de nature inconnue. Ketchup, vinaigrette, sauce salade allégée ou mayonnaise (en petite quantité, à doser vous-même) sont autorisés. Préférez les pains complets ou avec des graines de sésame, de pavot, de tournesol... pour un « plus » en fibres. Les pains de mie et les pains pour paninis contiennent une petite quantité de matière grasse (souvent saturée) : privilégiez les pains traditionnels les plus simples.

15 « Il faut manger uniquement des grillades et des légumes vapeur. »

FAUX. Une alimentation anticholestérol n'est pas une alimentation pauvre en graisses. Elle doit au contraire vous apporter suffisamment de matières grasses insaturées pour rééquilibrer votre alimentation. Pour cela, sélectionnez des ingrédients adaptés (viandes maigres, poissons, légumes…) et choisissez bien la matière grasse d'assaisonnement. Utilisez une huile adaptée (olive, colza…) pour les salades et crudités, ajoutez un filet d'huile ou une noix de margarine sur les pâtes et légumes cuits. Vous pouvez parfaitement consommer des plats mijotés, à condition de bien maîtriser les ingrédients. Cuisinez avec de l'huile ou de la margarine en quantité modérée et évitez la cuisson au beurre et les fritures, ainsi que la crème fraîche. Au total, un poisson sauce hollandaise n'est pas adapté, mais un bœuf aux carottes, pourquoi pas !

16 « Tous les desserts sont interdits car ils contiennent du beurre et des œufs. »

FAUX. Prenez simplement l'habitude de faire vos desserts vous-même pour sélectionner les ingrédients qui vous conviennent. Dans les pâtes à tarte et les gâteaux, remplacez le beurre par de l'huile (dans le gâteau au yaourt, par exemple) ou par de la margarine. Les margarines anticholestérol sont très simples à utiliser, exactement comme le beurre.

Privilégiez les desserts à base de fruits (compotes, salades de fruits…), qui ne contiennent pas du tout de matières grasses, ainsi que les entremets (clafoutis, crèmes…) à condition de remplacer une partie des œufs entiers par des blancs d'œufs (qui ne contiennent pas de cholestérol).

Également autorisés (et bénéfiques !) : les raisins secs, les pruneaux, les noisettes, les amandes, la vanille, la cannelle… De quoi réaliser de délicieux desserts.

17 « Mon boulanger propose des croissants à la margarine, ils sont donc adaptés à mon régime. »

FAUX. Les boulangers proposent en général des viennoiseries « pur beurre » et « ordinaires ». Les secondes sont effectivement fabriquées avec une margarine végétale et non du beurre. Mais les margarines professionnelles (et industrielles) sont la plupart du temps hydrogénées, c'est-à-dire modifiées pour les rendre plus faciles à travailler. Cette hydrogénisation fait hélas perdre à la margarine une partie de ses lipides insaturés. Le profil nutritionnel devient alors proche de celui du beurre, et donc mal adapté à votre régime. Si vous les appréciez et que vous avez du mal à vous en passer, trois solutions s'offrent à vous : apprenez à faire vos croissants vous-même (avec une margarine adaptée) ; demandez à votre boulanger de changer de margarine ; ou mangez effectivement des croissants « ordinaires » du commerce, mais très occasionnellement…

18 « Pour l'apéritif, je choisis des biscuits salés allégés, c'est mieux que les pistaches. »

FAUX. Les biscuits allégés restent souvent assez gras, et la qualité des matières grasses qui les composent n'est pas toujours très clairement inscrite sur l'emballage. Vous risquez de consommer des matières grasses hydrogénées qui n'ont pas d'intérêt pour vous. À l'apéritif, optez plutôt pour des tomates cerises, des bâtonnets de légumes, des dés de fruits, des mini-canapés faits maison (avec saumon fumé, surimi, mousse de thon…) et, pourquoi pas, des pistaches, noix de pécan ou de macadamia, noisettes, amandes…, mais non salées. Les fruits secs oléagineux les plus riches en acides gras saturés sont les cacahuètes et les noix de cajou : n'en abusez pas.

19 « Le chocolat est interdit. »

FAUX. Le chocolat noir est autorisé, tout comme le chocolat noir aux amandes ou aux noisettes. Les matières grasses qu'il contient n'ont pas d'effet négatif sur le taux de cholestérol. Par ailleurs, sa richesse en polyphénols antioxydants en fait un aliment protecteur du système cardio-vasculaire. Vous pouvez donc consommer un ou deux carrés de chocolat noir riche en cacao (50 % minimum) par jour sans problème. Attention aux desserts au chocolat (crèmes, mousses, gâteaux…), qui contiennent généralement du beurre, de la crème et/ou des œufs.
Le chocolat au lait, le chocolat blanc et les barres chocolatées sont à bannir à cause de leur richesse en matières grasses laitières.

20 « Mon taux de cholestérol s'est normalisé, inutile de poursuivre mon régime. »

FAUX. Si vous reprenez vos anciennes habitudes alimentaires, votre taux de cholestérol risque de remonter rapidement. Continuez donc à surveiller le contenu de votre assiette. Vous avez pris de bonnes habitudes alimentaires, bénéfiques à votre santé, poursuivez dans cette direction !

Comme vous pourrez le constater en testant les recettes de cet ouvrage, le régime anticholestérol n'est ni triste ni monotone. Il s'agit d'une alimentation saine, variée et appétissante, dont vous adopterez facilement les principes. Lorsque votre taux de cholestérol sera normalisé, vous pourrez vous autoriser des petits écarts sans arrière-pensée (une portion de charcuterie ou un gâteau au beurre de temps en temps, selon vos envies), tout en gardant les bases de cette alimentation préventive. Vous préserverez ainsi votre santé à long terme.

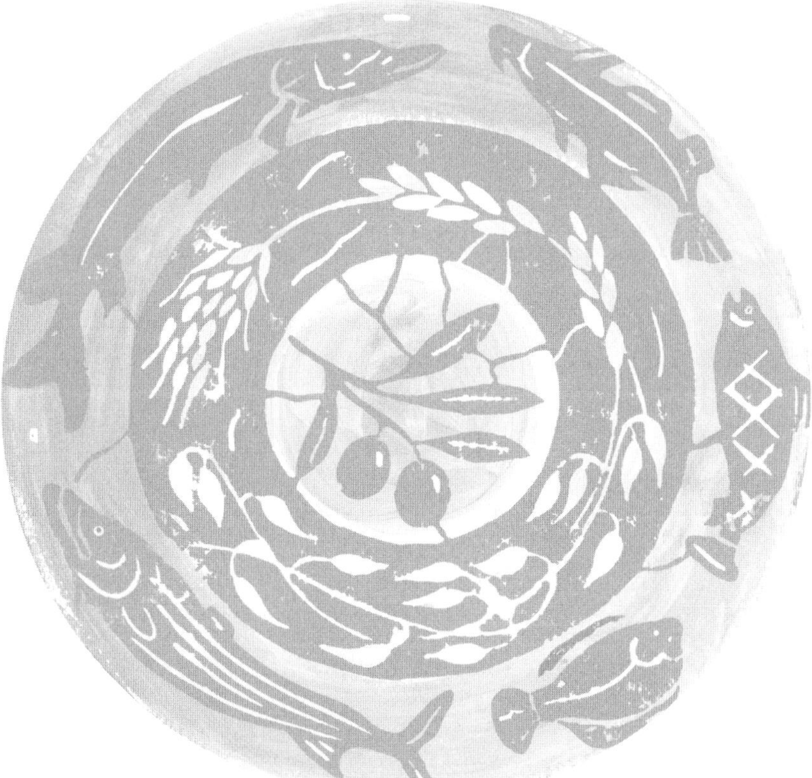

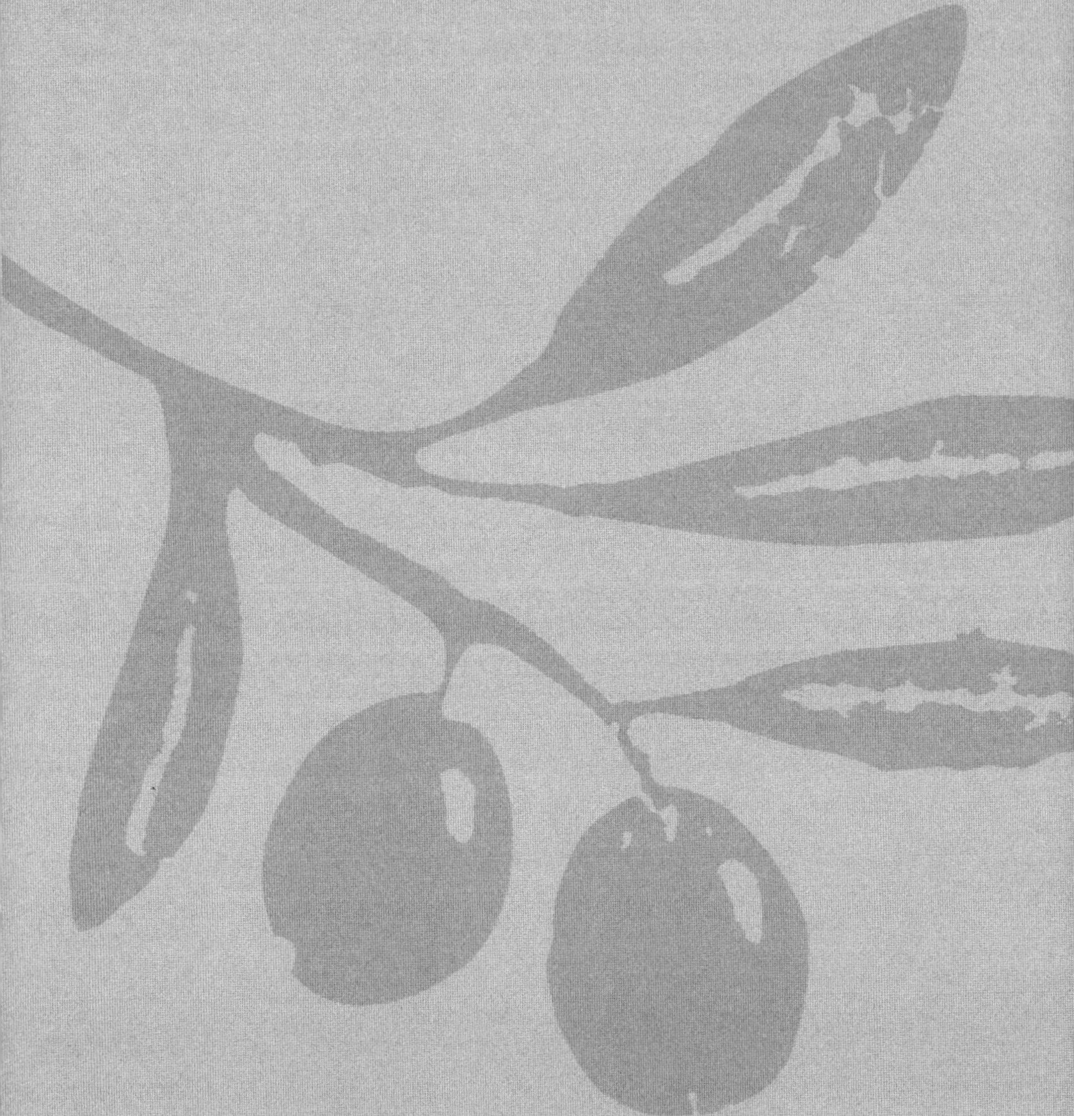

Les recettes

Toutes les recettes sont accompagnées
d'une suggestion de menu,
auquel on peut toujours ajouter
une ou deux tranches de pain complet
et, bien sûr, de l'eau à volonté.

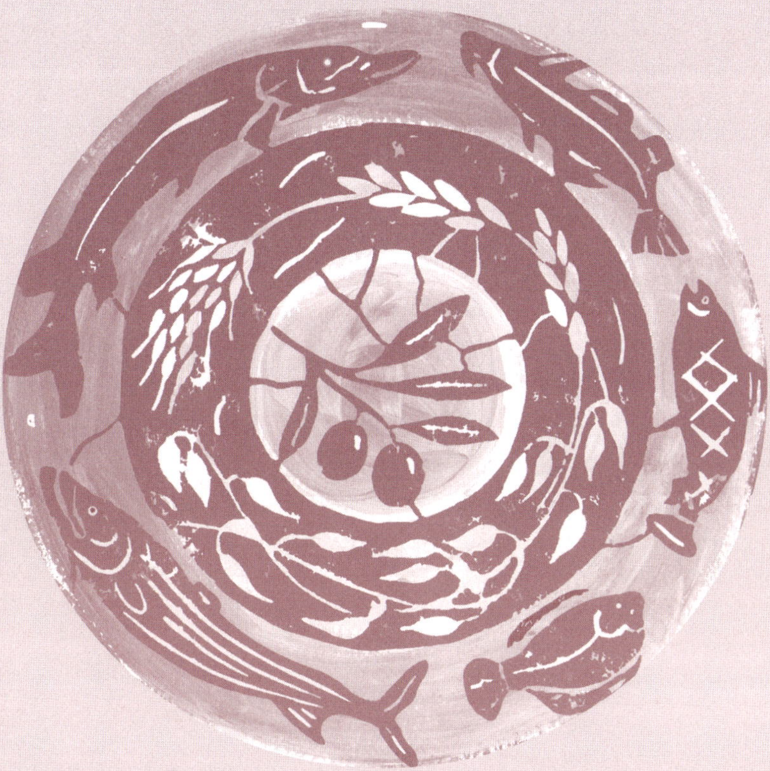

Velouté de cresson

Préparation : 20 mn
Cuisson : 30 mn

100 KCAL/PORTION

pour 4 personnes

1 botte de cresson
3 belles pommes de terre
1 oignon
1 tablette de bouillon de légumes
2 c. à s. de crème de soja
5 brins de cerfeuil
Poivre

- Portez à ébullition 1 l d'eau avec la tablette de bouillon.
- Lavez le cresson, ôtez les tiges les plus dures. Épluchez les pommes de terre et l'oignon, lavez-les et coupez-les en morceaux.
- Jetez les légumes dans l'eau bouillante. Poivrez, mais ne salez pas. Couvrez et laissez cuire 30 mn à feu doux.
- Mixez la soupe, rectifiez l'assaisonnement et liez avec la crème. Saupoudrez de pluches de cerfeuil au moment de servir.

-Idée menu-

Velouté de cresson
Poulet froid (sans peau)
Salade d'endives aux noix
Yaourt à 0 % MG

Info cœur

Pour réduire les apports en sodium (sel), remplacez la tablette de bouillon par un bouillon maison que vous réaliserez avec de l'eau, un oignon et une carotte émincés, du thym et du laurier. Laissez mijoter 20 mn à feu doux, ôtez le thym et le laurier. Poursuivez comme dans la recette.

Soupe de poireaux au jambon

Préparation : 25 mn
Cuisson : 40 mn

125 KCAL/PORTION

pour 4 personnes

4 gros poireaux
3 pommes de terre
1 carotte
1 tranche de jambon blanc dégraissé
1 c. à s. de margarine anticholestérol spécial cuisson
Sel, poivre

- Éliminez les feuilles abîmées des poireaux, ainsi que l'extrémité vert foncé. Fendez-les en deux et lavez-les soigneusement sous l'eau froide. Émincez-les finement.
- Épluchez les pommes de terre et la carotte. Lavez-les et coupez-les en petits dés. Coupez le jambon en dés.
- Faites fondre la margarine dans une grande cocotte à feu doux. Ajoutez le jambon et les poireaux. Laissez dorer 5 mn à feu doux en remuant. Ajoutez la carotte et les pommes de terre. Mouillez avec 1 l d'eau froide. Salez et poivrez. Couvrez et laissez mijoter 35 mn à feu doux. Servez très chaud, sans mixer.

INFO CŒUR

Le poireau est un légume diurétique : il favorise la diurèse et évite la rétention d'eau dans l'organisme. Il contribue donc à l'équilibre de la tension artérielle. C'est un légume à consommer régulièrement en soupe ou en légume d'accompagnement (cuit à la vapeur, en gratin...).

-Idée menu-

Soupe de poireaux au jambon
Pâtes à la tomate
Fromage blanc
Poire

Gaspacho andalou

Préparation : 25 mn
Cuisson : 15 mn

150 KCAL/PORTION

pour 4 personnes

3 grosses tomates bien mûres
1 concombre
1 poivron
2 gousses d'ail
2 oignons blancs
1 œuf
2 tranches de pain au levain
Piment d'Espelette en poudre
3 c. à s. d'huile d'olive
Sel, poivre

- Portez 1 l d'eau à ébullition. Ajoutez les tomates. Laissez bouillir 2 mn, puis égouttez. Épluchez-les et coupez-les en dés en récupérant le jus.
- Lavez le concombre, épluchez-le et coupez-le en dés. Ôtez les graines si elles sont trop grosses.
- Lavez le poivron, coupez-le et épépinez-le. Épluchez l'ail et les oignons.
- Mettez les tomates, le concombre, l'ail et les oignons dans le bol du mixeur. Mixez, puis assaisonnez de sel, de poivre, d'huile d'olive et d'une pointe de piment. Gardez au frais dans un récipient hermétique.
- Faites cuire l'œuf 10 mn à l'eau bouillante. Rafraîchissez-le et écalez-le. Ne conservez que le blanc et hachez-le.
- Faites griller le pain au grille-pain et coupez-le en petits dés.
- Répartissez le potage bien froid dans quatre bols. Saupoudrez du hachis d'œuf et de croûtons. Servez aussitôt.

-IDÉE MENU-

Gaspacho andalou
Riz au poulet à l'espagnole
Yaourt à 0 % MG
Raisin

INFO CŒUR

Cette soupe qui ne contient que des légumes crus est une excellente source de vitamine C (antioxydante et protectrice). Ne jetez pas le jaune d'œuf : émiettez-le dans le bol des convives qui ne souffrent pas d'excès de cholestérol.

Soupe de lentilles au saumon fumé

Préparation : 15 mn
Cuisson : 10 mn

160 KCAL/PORTION

pour 4 personnes

1 paquet de lentilles cuites sous vide
100 g de bâtonnets de saumon fumé
1 tablette de bouillon de légumes
3 c. à s. de crème de soja
2 brins d'aneth
Poivre

- Rincez les lentilles sous l'eau tiède. Égouttez-les. Portez à ébullition 50 cl d'eau avec la tablette de bouillon. Ajoutez les lentilles et laissez chauffer 10 mn à feu doux.
- Prélevez le tiers des lentilles avec une écumoire, mixez le reste avec le bouillon et la crème de soja. Remettez les lentilles dans la casserole et mélangez.
- Répartissez la soupe très chaude dans quatre bols, ajoutez le saumon et poivrez. Décorez avec de l'aneth frais et quelques gouttes de crème de soja.

INFO CŒUR

Si votre médecin vous conseille de réduire les apports en sodium (sel), réalisez un potage moins salé en modifiant les ingrédients. Faites cuire vous-même les lentilles dans de l'eau parfumée de thym (sans sel), puis ajoutez du saumon frais cuit à la vapeur et effeuillé sur le potage au moment de servir, avec la crème de soja et l'aneth. C'est également délicieux.

-IDÉE MENU-

Soupe de lentilles au saumon fumé
Salade de mâche au chèvre
Brochettes de fruits exotiques

Julienne à la coriandre

Préparation : 20 mn
Cuisson : 35 mn

40 KCAL/PORTION

pour 4 personnes

2 carottes
2 petits navets
1 oignon
1 branche de céleri
1 poireau
1 tablette de bouillon de volaille dégraissé
5 brins de coriandre fraîche
Poivre

- Épluchez les carottes, les navets et l'oignon, lavez-les. Débarrassez le céleri et le poireau des feuilles abîmées, lavez-les.
- Émincez tous les légumes en fine julienne, soit avec un petit couteau, soit au robot.
- Portez à ébullition 1 l d'eau avec la tablette de bouillon. Ajoutez les légumes. Poivrez, mais ne salez pas. Couvrez et laissez cuire à petite ébullition 35 mn.
- Lavez et hachez la coriandre. Servez chaud, parsemé de coriandre.

-Idée menu-

Julienne à la coriandre
Filet de cabillaud au four
Tian de légumes et pommes de terre
Dessert au soja

Info cœur

C'est une soupe très légère en calories, car elle ne contient ni pommes de terre ni matières grasses. Idéale si vous surveillez votre ligne.
Si vous ne trouvez pas de coriandre fraîche, ajoutez quelques graines de coriandre dans le potage et du persil frais au moment de servir.

Chou blanc à l'orange

Préparation : 20 mn
Sans cuisson

105 KCAL/PORTION

pour 4 personnes
1/2 chou blanc
2 oranges à jus
2 c. à c. de moutarde
2 brins de persil frisé
3 c. à s. d'huile de colza
Sel, poivre

- Passez le chou sous l'eau fraîche. Coupez-le en deux et râpez-le avec une râpe manuelle ou au robot. Mettez-le dans un saladier.
- Pressez les oranges. Versez le jus dans un bol, ajoutez la moutarde et l'huile, salez et poivrez. Versez la sauce sur le chou et mélangez.
- Placez au frais jusqu'au moment du repas. Décorez de persil haché et servez.

INFO CŒUR

Une salade d'hiver très vitaminée, car le chou et l'orange sont d'excellentes sources de vitamine C. Cette vitamine, indispensable au bon fonctionnement du système immunitaire, est également impliquée dans la prévention des maladies cardio-vasculaires.

-IDÉE MENU-

Chou blanc à l'orange
Escalope de dinde poêlée
Riz à la tomate
Fromage blanc à 0% MG

Dips de légumes, sauce crémée

Préparation : 35 mn
Sans cuisson

170 KCAL/PORTION

pour 4 personnes
2 carottes
1/2 radis noir
1/2 concombre
3 branches de céleri
1 gousse d'ail
2 petits oignons blancs
5 brins de ciboulette
10 feuilles de menthe
1 briquette de crème de soja
2 c. à c. de moutarde forte
Paprika en poudre
Sel, poivre

- Épluchez les carottes, le radis noir et le concombre. Rincez-les sous l'eau fraîche, puis coupez-les en fins bâtonnets de 7 cm de long environ. Lavez et coupez le céleri de la même façon.
- Disposez les légumes sur un plat, couvrez de film étirable et gardez au frais.
- Épluchez l'ail et les oignons. Hachez-les finement avec la ciboulette et la menthe. Battez la crème de soja avec la moutarde et le hachis d'aromates. Salez et poivrez, ajoutez une pointe de paprika.
- Servez bien frais : chacun trempe les légumes dans la sauce à son gré.

-Idée menu-

Dips de légumes, sauce crémée
Brochettes de bœuf
Pommes de terre sous la cendre
Sorbet framboise

Info cœur

La crème de soja permet de réaliser des sauces légères apportant des matières grasses insaturées, bénéfiques pour le système cardio-vasculaire.

Salade de champignons tièdes

Préparation : 20 mn
Cuisson : 20 mn

90 KCAL/PORTION

pour 4 personnes

1 kg de champignons de Paris
Jus de 1 citron
2 gousses d'ail
1 échalote
1 petit brin de thym
3 brins de coriandre fraîche
30 g de margarine anticholestérol
Vinaigre balsamique
Sel, poivre

- Rincez les champignons sous l'eau fraîche, sans les laisser tremper. Ôtez le pied sableux et émincez-les finement. Arrosez de jus de citron.
- Épluchez l'ail et l'échalote. Émincez-les.
- Faites fondre la margarine dans une sauteuse large. Ajoutez l'ail, l'échalote, les champignons et le thym. Faites cuire 10 mn à feu moyen en remuant. Baissez le feu et laissez réduire encore 10 mn.
- Salez, poivrez et décorez de feuilles de coriandre fraîche. Ôtez le thym. Arrosez d'un trait de vinaigre balsamique et servez tiède, en entrée.

Info cœur

Choisissez une margarine adaptée à la cuisson et ne la surchauffez pas. Elle doit fondre en gardant sa couleur dorée pour conserver toutes ses qualités nutritionnelles.

-Idée menu-

Salade de champignons tièdes
Tagliatelles au saumon, crème allégée
Faisselle à 0 % MG, fruits rouges

Salade de pomelos et saumon au piment

Préparation : 25 mn
Sans cuisson

210 KCAL/PORTION

pour 4 personnes

4 pomelos roses
2 tranches de 50 g de saumon fumé
Jus de 1 citron
1 piment oiseau frais
2 petits oignons blancs
8 brins de ciboulette frais
4 c. à c. d'huile d'olive
Sel

- Épluchez les pomelos à vif, en coupant l'écorce avec un couteau tranchant. Récupérez le jus au fur et à mesure.

- Découpez les pomelos en « suprêmes » : incisez les fruits le long des cloisons afin d'obtenir des quartiers sans membrane. Répartissez les quartiers sur quatre assiettes de présentation, puis réservez au frais.

- Coupez le saumon en petits dés, arrosez de jus de citron. Hachez le piment. Épluchez et hachez les oignons.

- Disposez le saumon sur les pomelos, parsemez de piment et d'oignons. Arrosez d'huile, salez très légèrement, décorez de brins de ciboulette et servez.

-Idée menu-

Salade de pomelos et saumon au piment
Risotto aux moules
Fromage de chèvre
Poire

Info cœur

Usez et abusez du piment si vous appréciez les plats relevés. Les piments contiennent des substances naturelles protectrices et stimulantes (polyphénols, caroténoïdes, capsaïcine…) qui présentent des effets bénéfiques sur le système cardio-vasculaire.

Terrine de poisson, sauce basilic

Préparation : 30 mn
Cuisson : 40 mn

245 KCAL/PORTION

pour 4 personnes

600 g de poisson blanc en filets (merlan, cabillaud...)
1 boîte de tomates pelées coupées en dés
1 bouquet de basilic
1 sachet de court-bouillon en poudre
4 c. à s. de crème fleurette allégée
2 blancs d'œufs
1 gousse d'ail
2 c. à s. d'huile d'olive
Sel, poivre

- Préchauffez le four à 180 °C (th. 6).
- Versez 50 cl d'eau dans une casserole, ajoutez le court-bouillon. Faites cuire les filets de poisson dans ce mélange à feu très doux pendant 12 mn. Égouttez-les.
- Mixez le poisson avec la crème et les blancs d'œufs. Salez et poivrez. Versez dans quatre ramequins allant au four. Faites cuire 15 mn à four chaud et laissez tiédir.
- Épluchez l'ail. Versez l'huile dans une casserole, ajoutez l'ail et les tomates pelées. Laissez cuire 10 mn à feu vif sans couvrir. Retirez du feu, salez, poivrez et ajoutez le basilic haché.
- Servez les terrines tièdes, démoulées et accompagnées du coulis au basilic.

INFO CŒUR

La crème fraîche traditionnelle contient 30 % de matières grasses, constituées surtout de lipides saturés. Pour lutter contre l'excès de cholestérol, choisissez une crème à 10 ou 5 % de matières grasses, mieux adaptée à votre régime.

-IDÉE MENU-

Terrine de poisson, sauce basilic
Ratatouille et blé nature
Yaourt à 0 % MG
Clémentines

Salade d'épinards aux figues

Préparation : 20 mn
Cuisson : 5 mn

150 KCAL/PORTION

pour 4 personnes

300 g de pousses d'épinards frais
4 belles figues violettes
30 g de pignons
3 c. à s. d'huile d'olive
2 c. à s. de vinaigre balsamique
Sel, poivre

- Lavez les épinards sous l'eau fraîche, puis essorez-les délicatement. Disposez-les dans un saladier.
- Coupez les figues en tranches fines dans le sens de la hauteur. Disposez-les sur les épinards.
- Faites dorer les pignons 3 mn à feu doux dans une poêle, sans matière grasse. Laissez-les tiédir, puis ajoutez-les à la salade.
- Mélangez l'huile et le vinaigre, salez et poivrez. Versez dans le saladier, mélangez et servez aussitôt.

-IDÉE MENU-

Salade d'épinards aux figues
Escalope de porc poêlée
Flageolets mijotés
Yaourt à 0 % MG aux fruits

INFO CŒUR

Faites le plein de fibres grâce aux épinards, aux figues et aux pignons, qui ont un impact positif sur votre taux de cholestérol. En hiver, remplacez les figues par de fines tranches de kiwi, d'orange sanguine ou d'ananas frais.

Mousse de sardines au citron vert

Préparation : 15 mn
Sans cuisson

115 KCAL/PORTION

pour 4 personnes

2 boîtes de filets de sardine sans huile
Jus de 1 citron vert
1 barquette de tomates cerises
100 g de fromage blanc à 0% MG
2 brins de persil frais
Poivre

- Égouttez les sardines. Mettez-les dans le bol du mixeur. Ajoutez le jus du citron vert, le fromage blanc et le persil. Mixez quelques secondes afin d'obtenir une pâte homogène. Poivrez, mais ne salez pas.
- Versez dans un ramequin et décorez de tomates cerises. Servez bien frais, accompagné de pain de campagne ou aux céréales toasté.

INFO CŒUR

La sardine est un poisson bien pourvu en lipides insaturés, bénéfiques pour le système cardio-vasculaire. Choisissez des sardines en boîte préparées sans huile (en filets) ou à la tomate pour éviter un excès d'huile, très énergétique. Les sardines sont par ailleurs intéressantes pour leur apport en vitamine D, indispensable à la prévention de l'ostéoporose.

-IDÉE MENU-

Mousse de sardines au citron vert
Filets de rouget au four
Courgettes sautées
Crème à la vanille maison

Caviar d'aubergine

Préparation : 25 mn
Cuisson : 30 mn

110 KCAL/PORTION

pour 4 personnes
4 petites aubergines
2 filets d'anchois à l'huile
2 gousses d'ail
2 petits oignons blancs
2 brins de cerfeuil
3 c. à s. d'huile d'olive
Sel, poivre

- Préchauffez le four à 180 °C (th. 6).
- Lavez les aubergines. Coupez-les en deux dans le sens de la longueur. Disposez-les dans un grand plat. Salez, poivrez et arrosez d'une cuillerée d'huile. Faites cuire 30 mn au four. Laissez tiédir, puis récupérez la chair avec une cuillère.
- Épluchez l'ail et les oignons. Égouttez et épongez les filets d'anchois.
- Mettez dans le bol du mixeur la chair des aubergines, l'ail, les oignons, les filets d'anchois, le cerfeuil et deux cuillerées d'huile. Mixez, salez et poivrez. Versez dans un ramequin, couvrez de film étirable et placez au frais.
- Servez frais, avec du pain grillé et des bâtonnets de crudités.

-Idée menu-

Caviar d'aubergine,
pain grillé
Brochettes de cabillaud
Fenouil braisé
Soupe de pêches

Info cœur

Les filets d'anchois sont très riches en sel. Vous pouvez les laisser tremper 15 mn dans un bol d'eau froide pour les dessaler légèrement. Si vous n'appréciez pas leur saveur, ajoutez quelques olives noires ou câpres pour relever votre caviar d'aubergine.

Brochettes de poulet aux noix de macadamia

Préparation : 25 mn
Cuisson : 15 mn

235 KCAL/PORTION

pour 4 personnes
4 blancs de poulet
16 noix de macadamia
2 c. à s. de miel
3 c. à s. de sauce Worcester
Sel, poivre

- Coupez le poulet en dés. Piquez les morceaux sur de petites brochettes de bois (deux ou trois par personne). Disposez-les dans un plat.
- Mélangez le miel et la sauce Worcester, arrosez-en les brochettes et laissez macérer quelques minutes. Égouttez.
- Réduisez les noix en poudre pas trop fine, avec un petit hachoir à herbes ou un rouleau à pâtisserie. Roulez les brochettes dans cette poudre.
- Faites cuire les brochettes environ 15 mn à feu moyen dans une poêle antiadhésive. Retournez-les plusieurs fois en cours de cuisson pour qu'elles dorent sur toutes les faces.
- Salez légèrement, poivrez et servez chaud ou froid.

INFO CŒUR

La noix de macadamia est la noix la mieux pourvue en acides gras mono-insaturés. Sa composition se rapproche de celle de l'olive. Elle est donc tout indiquée dans le cadre de la lutte contre le mauvais cholestérol.

-Idée menu-

Taboulé
Brochettes de poulet aux noix de macadamia
Salade de mesclun
Chèvre frais aux raisins

Poulet basquaise

Préparation : 25 mn
Cuisson : 55 mn

220 KCAL/PORTION

pour 4 personnes

4 cuisses de poulet
2 tranches de jambon cru
2 tomates
1 poivron vert
1 gousse d'ail
1 oignon
1 brin de thym
2 c. à s. d'huile d'olive
Sel, poivre

- Ôtez la peau du poulet. Dégraissez le jambon et coupez-le en dés.
- Coupez les tomates et le poivron en dés en les épépinant. Épluchez l'ail et l'oignon, émincez-les finement.
- Chauffez l'huile à feu moyen, ajoutez le poulet et le jambon. Faites revenir à feu moyen sur toutes les faces pendant 10 mn. Ajoutez l'ail et l'oignon, faites blondir 5 mn. Versez les dés de tomate et de poivron. Mélangez bien et baissez le feu. Ajoutez le thym, salez et poivrez. Couvrez et laissez mijoter 30 à 40 mn à feu doux.
- Servez chaud, accompagné de riz.

-Idée menu-

Carottes râpées
Poulet basquaise
Riz créole
Dessert au soja

INFO CŒUR

Faire revenir les viandes dans un peu de matière grasse chaude permet de les colorer et de leur donner du goût. Mais attention aux graisses brûlées, néfastes pour la santé ! Utilisez une huile adaptée à la cuisson (olive, tournesol, maïs…) et ne la laissez jamais fumer.

Poulet aux noix de pécan

Préparation : 25 mn
Cuisson : 25 mn

240 KCAL/PORTION

pour 4 personnes

4 blancs de poulet
12 cerneaux de noix de pécan (rayon apéritifs)
1 oignon
1 pincée de mélange quatre-épices
1/2 briquette de crème de soja (10 cl)
1 c. à s. d'huile de tournesol
Sel, poivre

- Coupez les blancs de poulet en gros dés. Épluchez et émincez l'oignon.
- Passez rapidement les cerneaux de noix de pécan sous l'eau pour les dessaler. Égouttez-les sur du papier absorbant. Cassez-les en quatre morceaux.
- Chauffez l'huile à feu doux dans une poêle large. Ajoutez le poulet et laissez cuire 10 mn en remuant, sans laisser colorer. Ajoutez l'oignon, laissez cuire encore 5 mn. Versez la crème et les noix, mélangez. Assaisonnez avec le mélange quatre-épices, salez et poivrez. Laissez mijoter 10 mn.
- Servez chaud, avec du riz complet ou des courgettes par exemple.

INFO CŒUR

Longtemps interdites dans les régimes anticholestérol, les graines oléagineuses (noix, noisettes, etc.) sont aujourd'hui… conseillées ! Leur richesse en acides gras insaturés, en fibres et en vitamine E en fait des alliées de votre cœur. N'hésitez pas à en ajouter dans vos plats.

-Idée menu-

Poulet aux noix de pécan
Riz thaï
Yaourt anticholestérol
Fraises

Cuisse de dinde aux tomates

Préparation : 20 mn
Cuisson : 55 mn

175 KCAL/PORTION

pour 4 personnes

1 cuisse de dinde
1 grande boîte de tomates pelées
12 olives noires
1 oignon
1 verre de vin blanc sec
1 brin de thym
1 feuille de laurier
2 c. à s. d'huile d'olive
Sel, poivre

- Ôtez la peau de la cuisse de dinde. Épluchez et émincez l'oignon. Coupez les tomates pelées en dés en conservant le jus.
- Chauffez l'huile dans une cocotte à fond épais. Ajoutez la viande, faites revenir 5 mn à feu vif sur chaque face. Ajoutez l'oignon, laissez dorer 5 mn à feu doux. Mouillez avec le vin et laissez évaporer. Ajoutez les tomates, le thym et le laurier. Salez et poivrez.
- Couvrez et laissez mijoter 45 mn à feu doux. Ajoutez les olives 5 mn avant la fin de la cuisson.
- Servez chaud, avec des pâtes, des carottes Vichy ou des petits pois, par exemple.

-Idée menu-

Frisée et dés de fromage de chèvre
Cuisse de dinde aux tomates
Fèves fraîches mijotées
Pommes au four

Info cœur

Il faut retirer la peau de la dinde, comme celle du poulet, avant de cuisiner la volaille, car elle est riche en matières grasses néfastes. On allège ainsi le plat en lipides et en calories. Mais n'hésitez pas à faire revenir la dinde ou le poulet dans une petite quantité d'huile végétale pour lui donner du goût et de la couleur.

Aiguillettes de poulet aux épices

Préparation : 15 mn
Cuisson : 20 mn
Repos : 10 mn

170 KCAL/PORTION

pour 4 personnes

500 g d'aiguillettes de poulet
1 pincée de cannelle
1 pincée de clou de girofle
1 pincée de gingembre
1 pincée de muscade
2 c. à s. d'huile
Sel, poivre

- Mélangez les épices dans une assiette plate. Salez et poivrez. Roulez les aiguillettes de poulet dans ce mélange et laissez-les reposer 10 mn.
- Chauffez l'huile dans une sauteuse large, ajoutez le poulet. Faites sauter 10 mn à feu moyen, en faisant cuire la viande sur toutes ses faces. Ensuite, laissez mijoter 10 mn à feu très doux.
- Servez chaud, avec de la ratatouille ou des légumes cuits au wok.

INFO CŒUR

Les épices sont excellentes pour la santé : n'hésitez pas à en ajouter régulièrement dans vos plats. Elles n'apportent pas de calories et permettent de limiter l'ajout de sel. De plus, elles contiennent des essences végétales naturelles et des polyphénols aux vertus antioxydantes.

-IDÉE MENU-

Chou rouge vinaigrette
Aiguillettes de poulet aux épices
Ratatouille
Tarte aux pommes maison

Canard au poivre vert

Préparation : 10 mn
Cuisson : 10 mn

200 KCAL/PORTION

pour 4 personnes
4 steaks de canard de 120 g environ
1 petit bocal de poivre vert
1/2 briquette de crème de soja (10 cl)
Sel

- Égouttez deux cuillerées à soupe de poivre.
- Chauffez une poêle antiadhésive. Faites cuire la viande 2 mn à feu vif sur chaque face.
- Salez, ajoutez le poivre vert, puis la crème. Laissez cuire 2 à 5 mn supplémentaires à feu doux, selon les goûts.
- Servez bien chaud, accompagné de riz, de blé ou de légumes vapeur, par exemple.

-IDÉE MENU-
Concombre au yaourt
Canard au poivre vert
Pâtes nature
Mirabelles

INFO CŒUR

Le canard est réputé pour être gras et calorique. En réalité, vous pouvez en consommer de temps en temps (deux fois par mois environ), à condition d'ôter la peau et de le cuisiner légèrement. Pensez également à alléger l'ensemble du menu (crudités, fruits frais…). Évitez en revanche le canard confit et le canard « gras », gavé en vue de la production de foie gras.

Pintade aux pommes

Préparation : 25 mn
Cuisson : 55 mn

280 KCAL/PORTION

pour 4 personnes
4 filets ou cuisses de pintade
3 pommes type canada ou melrose
1 échalote
30 g de raisins secs
1 petit verre de cidre
1 brin de thym
1 feuille de laurier
2 c. à s. d'huile de pépins de raisin
Sel, poivre

- Ôtez la peau de la pintade. Épluchez les pommes et l'échalote. Coupez les pommes en quartiers, émincez l'échalote.
- Chauffez l'huile dans une cocotte. Ajoutez les morceaux de pintade et l'échalote. Laissez dorer 10 mn à feu moyen, en retournant la viande plusieurs fois. Mouillez avec le cidre et laissez évaporer.
- Ajoutez les pommes, les raisins, le thym et le laurier. Salez, poivrez, couvrez et laissez cuire 45 mn à feu doux.
- Servez avec une purée de céleri ou de carottes, par exemple.

Info cœur

La pintade est une volaille particulièrement maigre, très bien adaptée à votre régime. Pour que la chair ne soit pas sèche, cuisinez-la mijotée en cocotte ou sautée avec des légumes plutôt qu'au four. Si elle est entière, éliminez la barde avant de la cuire.

-Idée menu-

Céleri-rave vinaigrette
Pintade aux pommes
Purée de marrons
Petit-suisse à 0 % MG à la confiture

Pigeon en cocotte

Préparation : 20 mn
Cuisson : 1 h

195 KCAL/PORTION

pour 4 personnes
2 petits pigeons vidés
50 g de filet de bacon
1 oignon
1 tablette de bouillon de légumes
1 brin de thym
1 feuille de laurier
2 c. à s. d'huile de tournesol
Sel, poivre

- Salez et poivrez l'intérieur des pigeons. Coupez le filet de bacon en dés. Épluchez et émincez l'oignon.

- Chauffez l'huile dans une cocotte à fond épais. Faites revenir les pigeons 10 mn à feu vif sur toutes les faces. Réservez-les sur une assiette. Videz l'excédent de graisse de la cocotte. Ajoutez le bacon et l'oignon. Laissez fondre 5 mn à feu très doux en remuant. Ajoutez les pigeons, le thym, le laurier et le bouillon dilué dans un verre d'eau tiède. Couvrez la cocotte et laissez mijoter 45 mn environ.

- Servez avec des petits pois ou des champignons forestiers, par exemple.

-Idée menu-

Pigeon en cocotte
Jardinière de légumes
Fromage allégé
Raisin

Info cœur

Ne craignez pas de consommer du gibier : les viandes sauvages sont toujours maigres, pauvres en cholestérol et riches en protéines. Mais attention à la façon de les cuisiner : évitez barde, crème fraîche et lardons ! Optez pour le vin, les aromates et les fruits (pommes, airelles...), qui se marient parfaitement avec ces viandes typées.

Cailles à l'ananas

Préparation : 25 mn
Cuisson : 50 mn

235 KCAL/PORTION

pour 4 personnes
4 cailles vidées
200 g d'ananas au sirop léger
2 échalotes
1 c. à s. d'huile de maïs
Sel, poivre

- Épluchez et émincez les échalotes. Égouttez les tranches d'ananas en gardant le jus. Coupez chaque tranche en six morceaux.
- Salez et poivrez l'intérieur des cailles. Chauffez l'huile dans une petite cocotte à fond épais et faites revenir les cailles à feu vif sur toutes leurs faces. Ajoutez les échalotes, réduisez le feu et laissez dorer 5 mn.
- Mettez les ananas dans la cocotte, salez et poivrez. Mélangez, couvrez et laissez mijoter 35 mn à feu doux.
- Pendant la cuisson des cailles, versez le jus d'ananas dans une petite casserole et portez à ébullition. Laissez réduire 10 mn à feu vif, pour que le jus caramélise. Ajoutez le jus d'ananas réduit 10 mn avant la fin de la cuisson des cailles.
- Servez chaud, avec du riz créole.

INFO CŒUR

Choisissez des fruits au sirop léger : peu sucrés, ils sont simplement pochés dans leur jus, ce qui renforce la saveur et limite l'apport de saccharose. On peut réaliser cette recette avec des dés d'ananas congelés ou de l'ananas frais, à condition qu'il soit bien sucré et peu acide.

-IDÉE MENU-
Radis roses
Caille à l'ananas
Riz créole
Yaourt nature

Lapin
aux pruneaux

Préparation : 20 mn
Cuisson : 50 mn

240 KCAL/PORTION

pour 4 personnes

4 râbles de lapin
12 gros pruneaux dénoyautés
4 échalotes
1 tablette de bouillon de légumes
1 brin de thym
2 c. à s. d'huile de tournesol
Sel, poivre

- Épluchez les échalotes et émincez-les dans le sens de la longueur. Chauffez l'huile dans une cocotte à fond épais. Ajoutez les râbles de lapin et les échalotes, faites dorer 10 mn à feu doux en remuant.
- Mouillez avec un demi-verre d'eau tiède. Ajoutez le bouillon émietté, les pruneaux et le thym. Salez légèrement, poivrez. Couvrez la cocotte et laissez mijoter 40 mn à feu doux. Si nécessaire, faites réduire le jus en fin de cuisson afin d'obtenir une sauce sirupeuse.
- Servez avec une purée de pommes de terre maison, par exemple.

-Idée menu-

Lapin aux pruneaux
Purée de brocolis
Fromage blanc
Clémentines

Info cœur

Le lapin est une viande peu grasse qui contient des acides gras polyinsaturés, ce qui est rare parmi les produits animaux terrestres. Si vous l'appréciez, n'hésitez pas à en prévoir une fois par semaine. C'est une bonne alternative à d'autres viandes plus riches en acides gras saturés, comme le veau par exemple.

Lapin à la moutarde

Préparation : 15 mn
Cuisson : 45 mn

160 KCAL/PORTION

pour 4 personnes

4 cuisses de lapin
1 petit pot de moutarde forte
1 petit-suisse à 0% MG
1 petit verre de vin blanc
Sel, poivre

- Préchauffez le four à 180 °C (th. 6).
- Mélangez huit cuillerées à soupe de moutarde avec le petit-suisse. Salez très légèrement et poivrez. Badigeonnez les cuisses de lapin de ce mélange.
- Versez le vin dans un plat allant au four. Disposez les cuisses de lapin par-dessus. Couvrez de papier d'aluminium et faites cuire 45 mn au four. Ôtez le papier d'aluminium après 30 mn de cuisson pour que le lapin soit doré.
- Servez accompagné du jus de cuisson, avec des légumes verts nature.

INFO CŒUR

Une recette légère, car elle ne contient pas de matière grasse d'assaisonnement. Le petit-suisse et la moutarde donnent du fondant à la viande, en lui évitant de se dessécher. Vous pouvez préparer de la même façon un rôti de porc (pris dans le filet) ou une palette fraîche.

-IDÉE MENU-

Salade riz et tomates
Lapin à la moutarde
Courgettes vapeur
Fromage blanc au miel

Filet de porc aux oignons caramélisés

Préparation : 25 mn
Cuisson : 45 mn

220 KCAL/PORTION

pour 4 personnes

1 rôti de porc dans le filet de 700 g environ
3 gros oignons
1 brin de thym
1 feuille de laurier
1 c. à s. de sucre
2 c. à s. d'huile de pépins de raisin
Sel, poivre

- Ôtez la barde du rôti, puis ficelez-le à nouveau. Épluchez les oignons et émincez-les très finement.
- Chauffez une cuillerée d'huile dans une cocotte à fond épais. Ajoutez les oignons, faites-les dorer 5 mn à feu doux en remuant. Réservez-les sur une assiette.
- Mettez le reste d'huile dans la cocotte. Faites revenir le rôti 5 mn à feu vif en le retournant avec une spatule. Salez et poivrez, ajoutez le thym et le laurier. Couvrez la cocotte et laissez mijoter à feu doux en ajoutant un peu d'eau si nécessaire.
- Après 20 mn de cuisson, mettez les oignons dans la cocotte et ajoutez le sucre. Laissez cuire encore 15 mn à feu doux. Faites réduire le jus en fin de cuisson pour obtenir une sauce sirupeuse.
- Servez avec des pommes de terre, du riz nature ou des salsifis, par exemple.

-Idée menu-

Concombre vinaigrette
Filet de porc aux oignons caramélisés
Purée de pommes de terre
Faisselle aux herbes

INFO CŒUR

Choisissez bien votre morceau de porc : filet, côte première, palette, longe, joue ou filet mignon sont des pièces maigres. Évitez les travers, l'échine, le lard ou la poitrine de porc, beaucoup trop gras dans le cadre de votre régime.

Joues de porc aux lentilles

Préparation : 30 mn
Cuisson : 40 mn

350 KCAL/PORTION

pour 4 personnes

700 g de joues de porc
250 g de lentilles vertes du Puy
1 carotte
1 branche de céleri
1 oignon
1 clou de girofle
1 brin de thym
1 feuille de laurier
5 brins de persil
1 brin de cerfeuil
Sel, poivre

- Versez 1,5 l d'eau dans une cocotte. Ajoutez les lentilles, le thym, le laurier, le persil et du poivre. Portez à ébullition et laissez mijoter 10 mn.
- Pendant ce temps, épluchez l'oignon et piquez-le du clou de girofle. Épluchez et lavez la carotte. Lavez la branche de céleri. Coupez la carotte et le céleri en rondelles fines.
- Mettez l'oignon, la carotte et le céleri dans la cocotte, puis les joues de porc. Laissez mijoter encore 30 mn à feu très doux. Salez en fin de cuisson pour éviter que les lentilles ne durcissent.
- Servez très chaud, avec du cerfeuil haché.

INFO CŒUR

Un plat pauvre en matières grasses, car il s'agit d'une cuisson à l'eau. Très tendre, la joue est une viande savoureuse. Elle remplace avantageusement les morceaux traditionnels du petit-salé sans avoir l'inconvénient de la richesse en sodium.

-Idée menu-

Joues de porc aux lentilles
Yaourt brassé
Salade d'oranges

Chou farci

Préparation : 45 mn
Cuisson : 1 h

255 KCAL/PORTION

pour 4 personnes

1 chou vert de taille moyenne
200 g de porc maigre
200 g de bœuf maigre
1 petite boîte de dés de tomates pelées
2 échalotes
40 g de pain rassis
2 blancs d'œufs
5 brins de persil
1 pincée de muscade
1 pincée de paprika
2 c. à s. d'huile d'olive
Sel, poivre

- Préchauffez le cuit-vapeur.
- Ôtez les feuilles extérieures du chou pour ne garder que la partie centrale, plus tendre. Lavez le chou, écartez délicatement les feuilles sans les détacher, et prélevez le cœur. Faites cuire le chou et le cœur 10 mn à la vapeur. Laissez tiédir le chou sur le plan de travail.
- Mettez le cœur du chou, les échalotes épluchées, le persil, le pain, le porc, le bœuf et les blancs d'œufs dans le bol du mixeur. Mixez 3 mn. Salez, poivrez, assaisonnez de muscade et de paprika.
- Disposez une boule de farce au centre du chou, puis répartissez le reste de farce entre les feuilles. Ficelez le chou en serrant bien les feuilles.
- Chauffez l'huile dans une cocotte à fond épais. Faites dorer le chou 5 mn en le retournant une fois. Ajoutez les tomates, couvrez la cocotte et laissez mijoter 45 mn à feu très doux.
- Le chou est encore meilleur réchauffé : n'hésitez pas à le préparer la veille, en le plaçant au frais après cuisson et refroidissement.

-Idée menu-

Salade d'endives aux pommes
Chou farci
Semoule au lait aux raisins secs

INFO CŒUR

Les farces ne sont pas interdites si vous les réalisez vous-même. Préparez-les à base de porc frais maigre, de bœuf, de jambon ou de poulet. Complétez avec des aromates, des légumes, des épices. Le blanc d'œuf et le tofu (à base de soja) seront utiles comme liants.

Sauté de porc aux olives

Préparation : 15 mn
Cuisson : 55 mn

220 KCAL/PORTION

pour 4 personnes

700 g de palette fraîche
80 g d'olives vertes dénoyautées
2 oignons
1 gousse d'ail
1 pincée de graines d'anis
1 brin de sarriette
2 c. à s. d'huile d'olive
Poivre

- Coupez la palette de porc en dés de 3 cm de côté (ou demandez au boucher de le faire). Épluchez et émincez les oignons et l'ail. Rincez les olives sous l'eau fraîche pour ôter l'excédent de sel, puis égouttez-les.

- Chauffez l'huile dans une cocotte à fond épais. Faites sauter la viande 5 mn à feu vif en remuant. Baissez le feu, ajoutez les oignons et l'ail, les olives, les graines d'anis et la sarriette. Poivrez, mais ne salez pas. Versez deux cuillerées à soupe d'eau, couvrez et laissez confire 40 mn à feu très doux.

- Goûtez et salez si nécessaire au moment de servir. Accompagnez de tomates à la provençale, de pâtes ou de gnocchis, par exemple.

INFO CŒUR

Les olives contiennent des acides gras mono-insaturés et de la vitamine E, bénéfiques pour le système cardio-vasculaire. Conservées en saumure, elles sont riches en sel. Pour les débarrasser du surplus de sel, laissez-les tremper 30 mn dans un saladier rempli d'eau froide.

-IDÉE MENU-

Salade de maïs et tomates
Sauté de porc aux olives
Fenouil vapeur
Petit-suisse à 0 % MG au miel

Endives gratinées au jambon

Préparation : 40 mn
Cuisson : 1 h

230 KCAL/PORTION

pour 4 personnes

1 kg d'endives
8 tranches fines de jambon dégraissé
Jus de 1 citron
50 cl de lait écrémé
40 g de Maïzena
40 g de gruyère râpé allégé
2 c. à s. de chapelure
1 pincée de muscade
40 g de margarine anticholestérol
Sel, poivre

- Préchauffez le cuit-vapeur.
- Lavez les endives, coupez-les en deux dans le sens de la longueur. Creusez la base amère, arrosez-les de jus de citron. Faites-les cuire 20 mn à la vapeur, puis égouttez-les parfaitement.
- Délayez la Maïzena dans le lait froid. Versez dans une casserole et portez à ébullition en remuant avec un fouet. Laissez cuire 1 mn, puis ôtez du feu. Ajoutez 30 g de margarine, sel, poivre et muscade. Mélangez.
- Préchauffez le four à 180 °C (th. 6).
- Enroulez les endives bien égouttées dans les tranches de jambon. Rangez-les dans un plat allant au four. Nappez de sauce, couvrez de fromage râpé et de chapelure. Parsemez du reste de margarine.
- Faites cuire 35 mn à four chaud pour obtenir un gratin bien doré.

-Idée menu-

Potage aux carottes
Endives gratinées au jambon
Kiwi

INFO CŒUR

Pour réduire l'apport en matières grasses saturées et gratiner léger, remplacez, comme dans la recette, une partie du gruyère par de la chapelure. Vous pouvez également l'utiliser seule (sans fromage), en parsemant la surface de flocons de margarine pour obtenir un gratin bien croustillant.

Escalopes de veau florentine

Préparation : 25 mn
Cuisson : 25 mn

230 KCAL/PORTION

pour 4 personnes

4 escalopes de veau
800 g d'épinards hachés surgelés
1/2 verre de vin blanc
1 gousse d'ail
1 petit brin de romarin
4 c. à s. de crème de soja
4 pincées de gruyère râpé allégé
20 g de margarine anticholestérol
Sel, poivre

- Faites cuire les épinards 10 à 15 mn avec un demi-verre d'eau. Égouttez-les soigneusement en pressant pour éliminer toute l'eau.
- Épluchez et hachez la gousse d'ail. Mettez les épinards dans un saladier, salez et poivrez. Ajoutez l'ail émincé et la crème de soja, mélangez. Disposez les épinards dans un plat allant au four.
- Préchauffez le gril du four.
- Faites fondre la margarine dans une poêle antiadhésive. Faites dorer les escalopes 3 mn sur chaque face. Salez et poivrez, ajoutez le romarin et le vin blanc. Laissez réduire à feu vif.
- Disposez les escalopes sur les épinards, saupoudrez-les d'une pincée de fromage et passez au four 5 à 6 mn pour gratiner. Servez très chaud.

INFO CŒUR

Vous pouvez servir du veau deux ou trois fois par mois, à condition de choisir des morceaux maigres (escalope, rôti sans barde). L'équilibre de ses acides gras n'est pas adapté à votre régime, car il contient trop d'acides gras saturés (comme le bœuf).

-IDÉE MENU-

Salade de riz
Escalope de veau florentine
Raisin

Osso-buco

Préparation : 35 mn
Cuisson : 1 h

225 KCAL/PORTION

pour 4 personnes

4 petites tranches de jarret de veau
1 carotte
1 oignon
1 branche de céleri
1 orange
2 c. à c. de concentré de tomate
1 brin de romarin
1 verre de vin blanc
2 c. à s. d'huile d'olive
Sel, poivre

- Dégraissez si nécessaire les tranches de jarret. Épluchez la carotte et l'oignon. Lavez-les, ainsi que la branche de céleri. Émincez finement le tout.

- Prélevez cinq lamelles de zeste sur l'orange, puis coupez-la en deux et pressez-la.

- Chauffez l'huile dans une cocotte à fond épais. Faites dorer la viande 4 mn sur chaque face à feu vif. Sortez la viande et videz la graisse cuite de la cocotte.

- Mettez la carotte, l'oignon, le céleri et le romarin dans la cocotte. Laissez fondre 5 mn à feu doux en remuant. Ajoutez la viande, le vin, le concentré de tomate, le zeste et le jus d'orange. Salez et poivrez. Couvrez et laissez cuire 50 mn à feu doux.

-Idée menu-

Melon
Osso-buco
Carottes et pommes de terre vapeur
Yaourt à 0 % MG aux fruits

INFO CŒUR

Lorsque vous faites revenir une viande avant de la faire mijoter, l'idéal est de jeter la graisse cuite qui reste. Ensuite, rincez simplement la cocotte sous l'eau chaude, sans détergent. Remettez la viande et les autres ingrédients dedans et poursuivez la cuisson.

Sauté de bœuf au paprika

Préparation : 10 mn
Cuisson : 20 mn

180 KCAL/PORTION

pour 4 personnes

500 g de bœuf maigre à griller (poire, bavette…)
1 oignon
1 c. à c. de paprika
4 c. à c. de crème de soja
5 brins de ciboulette
1 c. à s. d'huile d'olive
Sel, poivre

- Épluchez et émincez l'oignon. Coupez le bœuf en dés de 1,5 cm de côté.
- Chauffez l'huile dans une sauteuse large. Faites sauter la viande et l'oignon 5 mn à feu vif en remuant. Baissez le feu. Salez et poivrez, ajoutez le paprika, et mélangez. Versez la crème et laissez cuire 3 mn à feu doux en remuant.
- Servez très chaud, avec de la ciboulette hachée. Accompagnez de pommes vapeur, d'endives vapeur ou de chou vert braisé, par exemple.

INFO CŒUR

Bavette, hampe, araignée ou rumsteck dégraissé sont bien adaptés à cette recette. Évitez en revanche l'entrecôte, beaucoup trop grasse. Cette version express du goulasch permet aussi d'accommoder des restes de bœuf cuit (pot-au-feu, rosbif).

-Idée menu-

Salade d'endives
Sauté de bœuf au paprika
Pommes de terre au four
Fromage blanc à la compote

Sauté de bœuf au gingembre

Préparation : 25 mn
Cuisson : 10 mn

200 KCAL/PORTION

pour 4 personnes

400 g de bœuf maigre à griller (poire, gîte…)
1 racine de gingembre
1 oignon
1 carotte
150 g de pousses de bambou en conserve
1 belle tomate
2 c. à s. de sauce soja
2 c. à c. de sésame
2 c. à s. d'huile de tournesol
Poivre

- Taillez le bœuf en bâtonnets. Épluchez, lavez et émincez finement l'oignon et la carotte. Égouttez les pousses de bambou et émincez-les. Coupez la tomate en dés.
- Coupez 1 cm de racine de gingembre, épluchez-la et taillez-la en julienne.
- Chauffez l'huile dans un wok ou dans une sauteuse large. Faites sauter la viande 3 mn à feu vif, réservez-la dans une assiette. Faites ensuite sauter 2 mn l'oignon, la carotte et le bambou, toujours à feu vif. Ajoutez la tomate, le gingembre et la viande. Assaisonnez de sauce soja, poivrez et faites sauter 2 mn.
- Servez très chaud, saupoudré de sésame. Complétez d'un bol de riz ou de nouilles asiatiques simplement cuites à l'eau.

-Idée menu-

Raviolis vapeur aux crevettes
Sauté de bœuf au gingembre
Riz basmati
Litchis frais

Info cœur

La sauce soja est composée de graines de soja lentement fermentées. Elle ne contient pas de matières grasses et sa saveur prononcée permet de relever les plats de viande et de légumes. Les sauces asiatiques au piment et la pâte de curry (verte ou jaune) sont également adaptées à votre régime.

Bœuf miroton

Préparation : 25 mn
Cuisson : 15 mn

175 KCAL/PORTION

pour 4 personnes

500 g de restes de bœuf cuit maigre (pot-au-feu)
1 oignon
1 gousse d'ail
2 c. à s. rases de farine
3 c. à c. de concentré de tomate
1 brin de thym
20 g de margarine anticholestérol spécial cuisson
Sel, poivre

- Coupez la viande en dés et éliminez les parties grasses s'il y en a. Épluchez et émincez l'oignon et l'ail.
- Faites fondre la margarine dans une poêle antiadhésive. Faites dorer la viande, l'oignon et l'ail 5 mn à feu doux en remuant. Saupoudrez de farine, mélangez. Ajoutez un demi-verre d'eau tiède et le concentré de tomate, remuez. Assaisonnez de sel, poivre et thym.
- Laissez mijoter 10 mn à feu doux et servez. Accompagnez de haricots verts vapeur, de riz ou de pommes de terre, par exemple.

INFO CŒUR

Une recette rétro que l'on déguste avec plaisir : peu grasse, peu calorique, elle est également économique ! Évitez de cuire trop longtemps la viande, car elle risque de durcir. Un reste de porc peut s'accommoder de la même façon.

-IDÉE MENU-

Carottes râpées
Bœuf miroton
Polenta
Crème vanille maison

Hachis parmentier aux carottes

Préparation : 40 mn
Cuisson : 45 mn

290 KCAL/PORTION

pour 4 personnes

500 g de bœuf maigre
1 tranche de jambon blanc
700 g de pommes de terre
700 g de carottes
1 oignon, 2 gousses d'ail
1 bouquet de persil
1 verre de lait écrémé
Muscade, chapelure
1 c. à s. d'huile
15 g de margarine anticholestérol
Sel, poivre

- Préchauffez le cuit-vapeur.
- Épluchez les pommes de terre et les carottes, lavez-les et coupez-les en morceaux. Faites-les cuire 25 mn à la vapeur. Réduisez-les en purée au moulin à légumes ou au presse-purée. Liez avec un peu de lait. Salez et poivrez, ajoutez une pincée de muscade et mélangez.
- Épluchez l'oignon et l'ail. Lavez et essorez le persil. Hachez l'oignon, l'ail, le persil, le bœuf et le jambon dégraissé au robot, pas trop finement.
- Chauffez l'huile dans une poêle antiadhésive. Ajoutez le hachis et faites revenir 5 mn à feu moyen en remuant.
- Préchauffez le four à 180 °C (th. 6).
- Versez le mélange de viande dans un plat allant au four. Couvrez avec la purée. Parsemez de chapelure et de flocons de margarine. Passez 10 à 15 mn au four pour gratiner.
- Servez très chaud.

-Idée menu-

Hachis parmentier aux carottes
Salade verte
Camembert allégé
Ananas frais

Info cœur

L'ail, l'oignon et l'échalote présentent des vertus bénéfiques au niveau cardio-vasculaire. Fluidifiants sanguins, ces légumes aromatiques contribuent à la prévention de la thrombose (formation d'un caillot sanguin dans une veine ou une artère) et sont source d'antioxydants. À utiliser sans modération !

Crevettes à la citronnelle

Préparation : 25 mn
Cuisson : 15 mn

150 KCAL/PORTION

pour 4 personnes

900 g de grosses crevettes crues surgelées ou fraîches (non décortiquées)
3 oignons blancs avec leur tige
1 tige de citronnelle
2 c. à c. de graines de pavot
1 c. à s. d'huile de pépins de raisin
1 piment oiseau
Sel, poivre

- Faites décongeler les crevettes. Rincez-les sous l'eau fraîche, décortiquez-les et posez-les dans un plat sur du papier absorbant.

- Épluchez les oignons, lavez-les et essuyez-les. Émincez-les, y compris la partie verte. Coupez la citronnelle en fines rondelles biseautées.

- Chauffez l'huile dans une large sauteuse. Ajoutez les oignons, la citronnelle et le piment. Faites revenir 5 mn en remuant. Réservez sur une assiette.

- Remettez la sauteuse sur feu vif et faites sauter les crevettes 5 à 10 mn en les retournant. Ajoutez le contenu de l'assiette, mélangez, salez, poivrez et parsemez de graines de pavot.

- Servez accompagné de riz blanc, de nouilles sautées ou de légumes mélangés (brocolis, carottes, courgettes…).

INFO CŒUR

Le cholestérol contenu dans la crevette n'est pas situé dans la chair, mais dans la tête. Nettoyez donc bien vos crevettes et consommez le meilleur : la partie blanche de la chair.

-IDÉE MENU-

Salade de papayes vertes
Crevettes à la citronnelle
Riz rouge thaï
Dessert au soja

Salade aux crevettes

Préparation : 35 mn
Cuisson : 20 mn

430 KCAL/PORTION

pour 4 personnes

400 g de crevettes cuites et décortiquées
200 g de saumon au naturel
12 pommes de terre nouvelles
4 tomates
2 petits avocats
Jus de 1 citron
2 kiwis
1 gousse d'ail
5 brins de cerfeuil
2 c. à s. d'huile de colza
2 c. à s. de vinaigre aux agrumes
1 c. à c. de moutarde
Sel, poivre

- Faites cuire les pommes de terre 15 à 20 mn à l'eau bouillante salée. Égouttez-les et épluchez-les. Laissez-les refroidir, puis coupez-les en rondelles pas trop fines.
- Égouttez le saumon, rincez-le sous l'eau froide et effeuillez-le avec les doigts.
- Épluchez les avocats, coupez-les en dés et arrosez-les de jus de citron. Épluchez les kiwis, coupez-les en rondelles fines. Lavez les tomates, coupez-les en rondelles.
- Disposez les pommes de terre dans un grand plat de service. Ajoutez les tomates, les avocats, les crevettes et le saumon. Décorez avec les tranches de kiwi.
- Préparez la sauce : épluchez l'ail, lavez le cerfeuil et hachez-les finement. Mélangez l'huile, le vinaigre et la moutarde. Salez, poivrez et ajoutez les herbes. Mélangez et répartissez sur le plat. Servez aussitôt.

-Idée menu-

Salade aux crevettes
Fromage de chèvre
Fraises au citron

Info cœur

Si vous souhaitez réduire la présence de sel dans cette recette, utilisez des crevettes et du saumon crus, que vous cuirez 10 mn à la vapeur. En été, remplacez les kiwis par des billes de melon orange et vertes.

Gambas au whisky

Préparation : 15 mn
Cuisson : 8 mn
Repos : 2 h
Marinade : 2 h

120 KCAL/PORTION

pour 4 personnes

12 gambas crues
1 oignon
1 gousse d'ail
5 cl de whisky
1 c. à s. d'huile de tournesol
Sel, poivre

- Rincez les gambas sous l'eau froide. Essuyez-les dans du papier absorbant.
- Épluchez l'oignon et l'ail. Hachez-les très finement. Versez ce hachis dans un bol, ajoutez le whisky et l'huile. Salez et poivrez. Mélangez.
- Disposez les gambas dans un plat sans les superposer. Enduisez-les sur chaque face du mélange précédent. Laissez reposer 2 h.
- Faites cuire 3 à 4 mn sur chaque face au barbecue (ou au gril).
- Servez chaud, avec une salade de crudités ou une ratatouille bien relevée, par exemple.

INFO CŒUR

Le whisky, que l'on peut remplacer par du rhum blanc, donne de la saveur sans apporter de calories. L'alcool qu'il contient s'évapore au cours de la cuisson. Pour une saveur anisée, testez la marinade avec deux cuillerées à soupe de pastis dilué dans un peu d'eau. C'est également délicieux.

-IDÉE MENU-

Radis
Gambas au whisky
Courgettes aux épices
Gâteau de riz maison

Daurade
à l'estragon

Préparation : 25 mn
Cuisson : 35 mn

130 KCAL/PORTION

pour 4 personnes

2 daurades de 500 g environ
5 brins d'estragon
2 petits-suisses à 0 % MG
1 échalote
1 citron
1 c. à s. d'huile d'olive
Sel, poivre

- Préchauffez le four à 210 °C (th. 7).
- Videz les daurades en pratiquant une fine ouverture qui permettra de les farcir. Rincez-les sous l'eau froide et essuyez-les avec du papier absorbant.
- Épluchez et émincez l'échalote. Rincez l'estragon, séchez-le et effeuillez-le. Mélangez les petits-suisses, le hachis d'échalote et les feuilles d'estragon dans un bol. Salez et poivrez. Farcissez les poissons de ce mélange. Refermez l'ouverture avec un cure-dents.
- Disposez les poissons dans un plat large, arrosez-les d'un filet d'huile. Faites cuire 35 mn à four chaud.
- Servez très chaud, avec des tranches de citron. Accompagnez de pommes vapeur ou d'épinards, par exemple.

-Idée menu-

Artichaut vinaigrette
Daurade à l'estragon
Tomates provençales et riz
Yaourt à 0 % MG aux fruits

Info cœur

La daurade fait partie des poissons « semi-gras ». Elle contient environ 3 à 6 % de matières grasses, mais ce sont des lipides polyinsaturés, bénéfiques pour le système cardio-vasculaire. Vous pouvez la cuisiner entière (vidée) ou en filets. La cuisson au four lui convient tout particulièrement.

Tartare de truite de mer

Préparation : 25 mn
Sans cuisson

165 KCAL/PORTION

pour 4 personnes

600 g de filet de truite de mer
2 oignons blancs
2 c. à c. de câpres
1 barquette de tomates cerises
1 citron vert
1 citron jaune
3 brins de persil frisé
1 c. à s. d'huile d'olive
Sel, poivre

- Ôtez les arêtes et les restes de peau sur le filet de truite, coupez-le en dés. Hachez le poisson avec un hachoir à main, pas trop finement. Mettez-le dans un saladier et placez au frais.

- Pressez le citron vert. Épluchez les oignons, rincez le persil et hachez-les finement. Mélangez ce hachis avec l'huile, le jus de citron et les câpres. Salez et poivrez. Versez la sauce dans le saladier contenant le poisson et mélangez soigneusement.

- Au moment du repas, disposez le tartare sur quatre assiettes de présentation en formant des dômes réguliers. Décorez avec des tomates cerises et des rondelles de citron jaune.

- Servez très frais, avec une salade composée.

INFO CŒUR

Tartare et carpaccio sont des plats « tendance », bien adaptés à votre régime. C'est une excellente alternative lorsque l'on mange au restaurant. À la maison, soyez vigilant sur la fraîcheur : le poisson consommé cru est fragile. Utilisez-le dans la journée qui suit l'achat et placez-le au frais jusqu'au moment du repas.

-IDÉE MENU-

Tartare de truite de mer
Salade de mâche aux pignons
Tarte maison aux abricots

Saumon à la vapeur de thym

Préparation : 10 mn
Cuisson : 20 mn

160 KCAL/PORTION

pour 4 personnes

4 portions de filet de saumon de 130 g environ
3 brins de thym-citron
Mélange quatre-épices
Fleur de sel
Poivre

- Préchauffez le cuit-vapeur en ajoutant les brins de thym-citron dans l'eau de cuisson.
- Rincez les filets de saumon sous l'eau froide, essuyez-les avec du papier absorbant.
- Mélangez dans une petite tasse deux grosses pincées de fleur de sel, deux pincées de poivre et une pincée de quatre-épices. Répartissez ce mélange sur les filets de poisson en frottant pour que le mélange adhère à la chair. Quand le cuit-vapeur est à pleine ébullition, rangez les filets dans le panier et laissez cuire 20 mn environ.
- Servez chaud, accompagné de tomates à la provençale ou de ratatouille niçoise.

-Idée menu-

Salade de riz et concombre
Saumon à la vapeur de thym
Ratatouille
Fromage blanc aux framboises

INFO CŒUR

Faites le plein d'oméga-3 contenus dans le saumon : ces acides gras fluidifient le sang et contribuent à faire baisser les triglycérides sanguins. Pour couvrir vos besoins, pensez à intégrer des poissons gras deux fois par semaine dans vos menus et utilisez quotidiennement l'huile de noix et de colza pour les assaisonnements.

Petites cassolettes de poissons

Préparation : 25 mn
Cuisson : 20 mn

260 KCAL/PORTION

pour 4 personnes

700 g de filets de poissons mélangés
1 sachet de court-bouillon
1 verre de vin blanc sec
5 brins de persil frisé
2 c. à s. rases de Maïzena
1 briquette de crème de soja
3 c. à s. de chapelure
1 pincée de muscade
Sel, poivre

- Délayez le court-bouillon dans 60 cl d'eau additionnée du vin blanc. Portez à ébullition.

- Rincez les filets de poisson, essuyez-les avec du papier absorbant et coupez-les en dés de 3 cm de côté environ. Faites-les pocher 6 mn dans le court-bouillon frémissant à feu très doux. Égouttez les morceaux de poisson et répartissez-les dans quatre petits plats allant au four.

- Préchauffez le four à 210 °C (th. 7). Rincez le persil, séchez-le et hachez-le. Délayez la Maïzena dans un demi-verre de court-bouillon tiède. Ajoutez la crème de soja et le persil. Assaisonnez de sel, de poivre et de muscade.

- Répartissez la sauce dans les plats, parsemez de chapelure et gratinez 5 à 10 mn au four.

- Servez chaud, avec des pommes au four ou une poêlée de champignons.

INFO CŒUR

Le court-bouillon est une alternative à la cuisson vapeur pour les poissons. Vous pouvez utiliser les préparations du commerce (en poudre ou en infusette), qui ne contiennent pas ou très peu de matières grasses. Mais attention à l'apport en sel : la plupart des courts-bouillons industriels sont très salés.

-IDÉE MENU-

Velouté de lentilles
Cassolette de poissons à la crème de soja
Girolles sautées à l'ail
Ananas frais

Filet de flétan à l'oseille

Préparation : 15 mn
Cuisson : 25 mn

245 KCAL/PORTION

pour 4 personnes

4 portions de filet de flétan de 150 g environ
1 petit bouquet d'oseille
1 échalote
1 briquette de crème de soja
2 c. à s. de margarine anticholestérol spécial cuisson
Sel, poivre

- Préchauffez le cuit-vapeur.
- Lorsque l'eau bout, posez les filets de flétan et faites-les cuire 10 mn à feu moyen. Réservez au chaud pendant la préparation de la sauce.
- Lavez l'oseille sous l'eau fraîche, essorez-la dans le panier à salade et coupez-la finement avec un couteau. Épluchez et émincez l'échalote.
- Faites fondre la margarine dans une petite sauteuse. Ajoutez l'échalote et l'oseille. Laissez fondre 10 mn à feu très doux en remuant. Quand l'oseille est bien cuite, ajoutez la crème, salez et poivrez. Réchauffez 2 mn à feu doux.
- Disposez les filets dans un plat chaud, nappez de sauce et servez aussitôt. Accompagnez de riz, de blé ou de pommes vapeur.

-Idée menu-

Endives au bleu
Filet de flétan à l'oseille
Quinoa nature
Orange

Info cœur

Le flétan contient environ 10% de lipides, ce qui le classe dans les poissons «gras». Ne fuyez pas devant cette appellation : les lipides qu'il contient sont polyinsaturés, donc indispensables à votre santé. Pensez à l'intégrer dans vos menus en alternance avec le thon, le saumon ou le maquereau.

Brochettes de cabillaud
à l'ananas

Préparation : 25 mn
Cuisson : 15 mn

200 KCAL/PORTION

pour 4 personnes
700 g de filet de cabillaud épais
1/2 ananas frais
1 poivron rouge
1 oignon violet
Sel, poivre
8 piques en bois

- Rincez le poisson sous l'eau fraîche, puis épongez-le dans du papier absorbant. Coupez-le en dés de 3 cm de côté.
- Épluchez l'ananas, ôtez la partie centrale fibreuse et coupez-le en gros dés. Lavez le poivron, coupez-le en dés de 2 cm de côté. Épluchez l'oignon, coupez-le en deux dans le sens de la hauteur, puis en quartiers assez fins.
- Montez les brochettes en alternant poisson, ananas, poivron et oignon. Réalisez ainsi huit brochettes. Faites cuire environ 15 mn dans une poêle antiadhésive ou au barbecue. Salez et poivrez.
- Servez avec une salade de riz ou un taboulé bien relevé.

INFO CŒUR

Une recette sans matières grasses qui s'intègre parfaitement dans un menu minceur. En hiver, vous pouvez également cuire les brochettes dans une poêle antiadhésive très légèrement huilée pour ne pas ajouter de calories superflues.

-IDÉE MENU-

Brochettes de cabillaud à l'ananas
Salade de riz complet
Fromage allégé
Pastèque

Lotte aux oignons confits

Préparation : 30 mn
Cuisson : 25 mn

170 KCAL/PORTION

pour 4 personnes

600 g de lotte
3 petits oignons blancs
Jus de 1 citron
1 c. à s. d'huile de sésame
1 c. à s. de sucre
2 c. à s. de sauce soja
2 c. à s. de sésame grillé
3 brins de coriandre fraîche
Sel, poivre
12 mini-piques en bois

• Rincez la lotte sous l'eau froide, épongez-la avec du papier absorbant. Coupez-la en dés de 1,5 cm d'épaisseur. Arrosez de jus de citron, salez et poivrez. Réalisez douze mini-brochettes à l'aide des piques en bois. Réservez au frais.

• Épluchez les oignons et hachez-les très finement pour obtenir une purée. Versez l'huile dans une petite poêle antiadhésive. Ajoutez les oignons hachés et laissez dorer 5 mn en remuant. Ajoutez le sucre, la sauce soja et le sésame. Laissez cuire 10 mn à feu très doux en remuant, puis versez dans un bol.

• Faites cuire les petites brochettes 4 mn sur chaque face dans une poêle antiadhésive bien chaude.

• Servez-les nappées de sauce tiède et décorées de coriandre. Accompagnez de riz nature.

-IDÉE MENU-

Salade soja/tomates
Lotte aux oignons confits
Riz basmati
Petit-suisse

INFO CŒUR

Une recette d'inspiration asiatique, très facile à réaliser. Vous pouvez préparer la sauce à l'avance et cuire les brochettes au moment du repas. Si vous n'appréciez pas les saveurs sucrées-salées, éliminez la cuillerée de sucre, elle n'est pas indispensable.

Aile de raie aux câpres

Préparation : 15 mn
Cuisson : 20 mn

170 KCAL/PORTION

pour 4 personnes

1,2 kg d'aile de raie sans la peau
1 petit bocal de câpres
1 sachet de court-bouillon
1 petit bouquet de persil
1/2 citron
3 c. à s. de margarine anticholestérol
Fleur de sel
Poivre du moulin

- Délayez le court-bouillon dans 1 l d'eau froide. Portez à ébullition.

- Passez le poisson sous l'eau fraîche. Plongez-le dans le court-bouillon frémissant et laissez cuire 20 mn à feu doux. Égouttez-le, débarrassez-le de son cartilage et disposez la chair dans un plat de service. Réservez au chaud.

- Égouttez les câpres. Lavez le persil, essorez-le et hachez-le. Pressez le demi-citron. Faites fondre la margarine dans une petite casserole à feu doux. Ajoutez les câpres, le persil, le jus du citron, de la fleur de sel, du poivre du moulin.

- Versez la sauce sur le poisson bien chaud et servez aussitôt. Accompagnez de pommes vapeur.

INFO CŒUR

Version « santé » de la raie au beurre noir, cette recette est légère et savoureuse. Faites fondre la margarine à feu très doux pour préserver ses qualités gustatives et nutritionnelles : elle doit garder sa couleur blonde et ne jamais fumer. Citron, persil et câpres peuvent être ajoutés sans limitation de quantité.

-IDÉE MENU-

Chou rouge vinaigrette
Aile de raie aux câpres
Pommes de terre vapeur
Faisselle,
miel et noisettes

Pétoncles sautés aux tomates

Préparation : 15 mn
Cuisson : 20 mn

175 KCAL/PORTION

pour 4 personnes

600 g de pétoncles
4 belles tomates
2 oignons
5 brins de basilic
2 c. à s. d'huile d'olive
Sel, poivre

• Rincez les pétoncles sous l'eau froide, épongez-les avec du papier absorbant. Épluchez et émincez les oignons. Coupez les tomates en dés en éliminant les graines. Lavez le basilic, essorez-le et émincez-le finement.

• Chauffez l'huile dans une sauteuse large. Ajoutez les pétoncles, faites-les sauter 5 mn en remuant. Réservez-les sur une assiette. Mettez les oignons et les tomates dans la sauteuse. Faites cuire 10 mn à feu vif en remuant. Laissez évaporer le surplus de jus de cuisson.

• Remettez les pétoncles dans la sauteuse, ajoutez le basilic, salez et poivrez. Laissez chauffer 3 mn et servez.

• Accompagnez de riz, de pâtes ou de germes de soja sautés, par exemple.

-Idée menu-

Mâche et dés de mozzarella
Pétoncles sautés aux tomates
Spaghettis nature
Nectarine

INFO CŒUR

Pétoncles et coquillages sont adaptés à votre régime : vous pouvez en consommer régulièrement si vous les appréciez. Allégez en revanche les sauces et assaisonnements, ce sont eux qui risquent d'apporter des matières grasses non adaptées. Évitez en particulier le beurre et la crème fraîche traditionnelle.

Carpaccio d'espadon

Préparation : 20 mn
Cuisson : 2 mn
Repos : 4 h

185 KCAL/PORTION

pour 4 personnes

500 g d'espadon coupé en lamelles
2 citrons
1 gousse d'ail
30 g d'amandes effilées
Quelques feuilles de sauge fraîche
2 c. à s. d'huile de noix
Fleur de sel
Poivre blanc

- Demandez au poissonnier de trancher le poisson en très fines lamelles. Disposez-les sur un grand plat de service.

- Pressez un citron, coupez l'autre en tranches fines. Épluchez et hachez la gousse d'ail. Mélangez le jus de citron, l'huile et l'ail. Ajoutez une pincée de fleur de sel et du poivre blanc du moulin. Faites dorer les amandes à feu doux dans une petite poêle antiadhésive.

- Versez la sauce sur le poisson. Couvrez de film étirable et placez au frais jusqu'au moment du repas (4 h au maximum).

- Servez très frais, parsemé d'amandes grillées et de feuilles de sauge entières. Accompagnez d'une salade croquante (frisée, batavia…).

INFO CŒUR

L'huile de noix est particulièrement bien pourvue en oméga-3, nécessaires à l'équilibre de votre régime. Elle peut remplacer l'huile de colza, en donnant davantage de goût, pour vos salades et préparations froides. Mais ne la faites jamais cuire, elle ne supporte pas les hautes températures.

-Idée menu-

Carpaccio d'espadon
Salade frisée
Chèvre frais aux raisins
Tartelette maison aux framboises

Papillotes de lieu à la provençale

Préparation : 30 mn
Cuisson : 30 mn

205 KCAL/PORTION

pour 4 personnes

4 filets de lieu de 150 g
4 tomates moyennes
2 petites courgettes
2 gousses d'ail
4 c. à c. de pesto en bocal
4 petits brins de thym
1 c. à s. d'huile d'olive
Sel, poivre
Papier sulfurisé

- Rincez les filets de lieu sous l'eau fraîche, épongez-les avec du papier absorbant.
- Préchauffez le four à 180 °C (th. 6).
- Lavez les tomates et les courgettes, coupez-les en très petits dés. Épluchez et émincez l'ail. Chauffez l'huile dans une sauteuse large. Faites sauter les tomates, l'ail et les courgettes 10 mn à feu vif en remuant. Laissez évaporer tout le jus de cuisson.
- Découpez quatre carrés de papier sulfurisé de 25 cm de côté. Répartissez les légumes sur chacun des carrés. Disposez un filet de poisson sur les légumes, ajoutez le pesto, le thym, du sel et du poivre. Refermez les papillotes et faites cuire 20 mn à four chaud.
- Servez avec des pommes de terre vapeur, du boulgour nature ou des légumes d'été (fenouil, aubergines…).

-Idée menu-

Salade de pâtes
Papillotes de lieu à la provençale
Fenouil vapeur
Fromage blanc aux fraises

Info cœur

Les papillotes sont un excellent mode de cuisson pour le poisson. Pour éviter le surplus d'eau et l'effet « bouilli », faites revenir les légumes dans une sauteuse au préalable pour éliminer une partie de l'eau de constitution. Si vous êtes pressé, utilisez des légumes surgelés précuits sans matières grasses, c'est très pratique.

Thon grillé à la tapenade

Préparation : 10 mn
Cuisson : 20 mn

250 KCAL/PORTION

pour 4 personnes

4 darnes de thon de 130 g environ
1 petit bocal de tapenade
1 brin de thym
2 gousses d'ail
2 c. à s. d'huile d'olive
Sel, poivre

- Rincez les tranches de thon sous l'eau fraîche. Épongez-les avec du papier absorbant.
- Épluchez les gousses d'ail, frottez-en les darnes sur les deux faces. Badigeonnez-les très légèrement d'huile avec un pinceau. Saupoudrez de thym effeuillé, salez et poivrez.
- Faites cuire les darnes 8 mn sur chaque face au barbecue ou sur un gril en fonte à feu vif.
- Servez chaud, nappé d'une cuillerée à soupe de tapenade. Accompagnez de riz ou de légumes sautés, par exemple.

Info cœur

Le thon est un poisson d'été qui se prête facilement à la cuisson au barbecue, coupé en tranches (darnes) ou préparé en brochettes. Sa teneur en matières grasses varie entre 4 et 6 %, ce qui lui donne du fondant et évite qu'il ne se dessèche. Blanc ou rouge, il présente un profil nutritionnel similaire.

-Idée menu-

Poivrons marinés
Thon grillé à la tapenade
Purée d'aubergines
Semoule au lait

Bar aux graines de fenouil

Préparation : 15 mn
Cuisson : 30 mn

280 KCAL/PORTION

pour 4 personnes

2 petits bars de 300 g vidés
2 c. à s. de graines de fenouil
1 citron
2 brins de verveine fraîche
2 c. à s. d'huile d'olive
Sel, poivre

- Préchauffez le four à 210 °C (th. 7).
- Passez les poissons sous l'eau fraîche, épongez-les avec du papier absorbant, y compris à l'intérieur. Salez et poivrez l'intérieur.
- Coupez le citron en deux. Pressez une moitié, coupez l'autre en petits morceaux sans l'éplucher. Farcissez les poissons avec les morceaux de citron, les feuilles de verveine et une pincée de graines de fenouil. Rangez-les dans un plat allant au four.
- Salez et poivrez l'extérieur des bars, arrosez-les d'un filet d'huile et saupoudrez avec le reste des graines de fenouil. Faites cuire 30 mn à four chaud.
- Servez avec des courgettes sautées, des brocolis ou des tomates à la provençale, par exemple.

-Idée menu-

Bar aux graines de fenouil
Purée de pommes de terre
Fromage allégé
Cerises

Info cœur

La cuisson au four est une bonne alternative à la cuisson au court-bouillon. Elle permet de réaliser de délicieux plats de poisson, légers et riches en goût. Pour cuire parfaitement votre poisson, choisissez la bonne température (180/210 °C, th. 6/7) afin qu'ils soient saisis et ne prolongez pas la cuisson inutilement, sinon la chair serait desséchée.

Tofu à la tomate

Préparation : 15 mn
Cuisson : 25 mn

160 KCAL/PORTION

pour 4 personnes

400 g de tofu
4 tomates bien mûres
1 oignon
1 gousse d'ail
2 brins de coriandre
1 pincée de piment d'Espelette
1 c. à c. de sauce soja
2 c. à s. d'huile de sésame

- Coupez le tofu en dés de 1,5 cm de côté. Épluchez et émincez l'oignon et l'ail. Lavez les tomates, coupez-les en dés en éliminant les graines.
- Chauffez l'huile dans une large poêle antiadhésive. Faites sauter le tofu 10 mn à feu vif en remuant. Réservez-le dans une assiette.
- Mettez l'oignon et l'ail dans la poêle. Laissez dorer 5 mn à feu doux. Ajoutez les tomates, la sauce soja et le piment. Poursuivez la cuisson 10 mn à feu vif. Remettez le tofu dans la poêle, laissez chauffer 3 mn en mélangeant délicatement.
- Servez très chaud, avec de la coriandre fraîche. Accompagnez de riz blanc ou de légumes sautés.

INFO CŒUR

Le tofu est fabriqué à partir de jus de soja. Il est 100 % végétal et ne contient pas de cholestérol. On le trouve facilement dans le commerce au rayon des produits asiatiques ou diététiques. Il a une saveur peu marquée et s'accommode facilement de légumes variés et de sauce soja.

-IDÉE MENU-

Potage pékinois
Tofu à la tomate
Riz blanc
Litchis

Pâtes aux fèves

Préparation : 25 mn
Cuisson : 25 mn

300 KCAL/PORTION

pour 4 personnes

250 g de pâtes courtes
300 g de fèves
2 tomates
1 gousse d'ail
1 brin de thym
3 brins de basilic
4 c. à c. de parmesan râpé
3 c. à s. d'huile d'olive
Sel, poivre

- Plongez les fèves 3 mn dans l'eau bouillante. Égouttez-les, passez-les sous l'eau froide et ôtez la fine pellicule qui les entoure.
- Remettez les fèves dans une casserole, couvrez d'eau, ajoutez le thym, poivrez et laissez cuire 10 mn à feu doux. Égouttez et réservez au chaud.
- Lavez les tomates, coupez-les en très petits dés, éliminez les graines et le surplus de jus. Disposez-les dans un plat de service large. Arrosez d'huile, ajoutez l'ail et le basilic émincés. Salez, poivrez et mélangez.
- Faites cuire les pâtes selon les instructions de l'emballage (10 mn environ) dans une grande quantité d'eau salée. Égouttez-les, puis versez-les rapidement dans le plat contenant les tomates.
- Ajoutez les fèves chaudes et mélangez. Saupoudrez de parmesan et servez rapidement.

-Idée menu-

Melon
Pâtes aux fèves
Fromage blanc, compote de rhubarbe

Info cœur

L'association des céréales (ici, les pâtes) et des légumineuses (ici, les fèves) permet d'obtenir un plat bien protéiné, même sans la présence de viande. On peut réaliser de la même façon d'autres associations pour équilibrer un repas végétarien (riz et lentilles, semoule et pois chiches, blé et haricots rouges…).

Cannellonis aux épinards

Préparation : 30 mn
Cuisson : 50 mn

350 KCAL/PORTION

pour 4 personnes

8 cannellonis (rayon pâtes)
1 kg d'épinards hachés surgelés
250 g de ricotta ou de brousse allégée
8 filets d'anchois à l'huile
1 grosse boîte de tomates pelées
1 gousse d'ail
30 g de gruyère râpé allégé
2 c. à s. d'huile d'olive
Sel, poivre, muscade

- Faites cuire les épinards 15 mn à couvert, avec un demi-verre d'eau, du sel, du poivre et une pincée de muscade. Égouttez-les s'il reste de l'eau en fin de cuisson.
- Mettez-les dans un saladier, ajoutez le fromage et les filets d'anchois écrasés à la fourchette. Mélangez bien. Farcissez les cannellonis et rangez-les dans un plat allant au four.
- Préchauffez le four à 180 °C (th. 6).
- Coupez les tomates en dés en conservant le jus. Chauffez l'huile dans une poêle. Faites dorer 2 mn l'ail épluché, puis ajoutez les tomates et leur jus. Laissez cuire 10 mn à feu moyen.
- Versez la sauce tomate sur les cannellonis et enfournez pour 35 mn environ. Saupoudrez de gruyère 5 mn avant la fin de la cuisson et remettez au four pour gratiner.

INFO CŒUR

La ricotta et la brousse sont des fromages frais, relativement peu caloriques car ils contiennent beaucoup d'eau. Préférez-les allégés pour limiter l'apport en lipides saturés.

-IDÉE MENU-

Soupe de potiron
Cannellonis aux épinards
Clémentines

Tarte aux champignons

Préparation : 25 mn
Cuisson : 50 mn

370 KCAL/PORTION

pour 6 personnes

900 g de champignons de Paris
1 pâte brisée
Jus de 1 citron
1 gousse d'ail
3 brins de persil
2 c. à s. de farine
1/2 verre de vin blanc sec
20 cl de crème de soja
20 g de margarine
Sel, poivre

- Préchauffez le four à 180 °C (th. 6).
- Rincez les champignons sous l'eau froide sans les laisser tremper. Ôtez le pied sableux, puis émincez-les finement. Mettez-les dans un saladier et arrosez-les de jus de citron.
- Épluchez l'ail, lavez et essorez le persil. Hachez finement l'ail et le persil.
- Faites fondre la margarine dans une large poêle antiadhésive. Ajoutez les champignons, l'ail et le persil. Salez et poivrez. Laissez cuire 10 mn à feu moyen en remuant.
- Lorsque les champignons sont tendres, saupoudrez-les de farine, puis mouillez avec le vin et un demi-verre d'eau. Mélangez et laissez cuire 10 mn à feu doux. Hors du feu, ajoutez la crème de soja et mélangez.
- Étalez la pâte, garnissez-en un moule à tarte de 25 cm de diamètre et piquez le fond avec une fourchette. Garnissez avec les champignons et faites cuire 30 mn à four chaud.
- Servez chaud, avec une salade verte.

-IDÉE MENU-

Salade de mâche aux noix
Tarte aux champignons
Yaourt à 0 % MG
Kiwi

INFO CŒUR

Réalisez vous-même vos tartes salées, avec des ingrédients adaptés : margarine anticholestérol à la place du beurre dans la pâte, légumes, crème allégée ou au soja pour remplacer la crème traditionnelle. Évitez les lardons (à remplacer par du jambon maigre) et limitez la présence de jaune d'œuf.

Risotto aux légumes

Préparation : 25 mn
Cuisson : 30 mn

450 KCAL/PORTION

pour 4 personnes

350 g de riz pour risotto
300 g de pleurotes (ou autres champignons)
1 poireau
1 petite boîte de maïs
1 tablette de bouillon de légumes
2 brins de persil
4 c. à c. de parmesan
30 g de margarine
Poivre

- Rincez rapidement les champignons sous l'eau froide. Émincez-les finement. Lavez soigneusement le poireau après l'avoir fendu en deux. Ne conservez que la partie blanche, émincez-la en fine julienne. Égouttez le maïs.

- Chauffez la margarine dans une cocotte large à fond épais. Ajoutez les champignons et le poireau, laissez fondre 5 mn à feu doux en remuant. Versez le riz, laissez dorer 5 mn en remuant toujours. Ajoutez 60 cl d'eau chaude et le bouillon, poivrez. Mélangez, couvrez et laissez cuire 18 mn à feu très doux. Évitez de remuer le riz pendant la cuisson pour ne pas l'écraser, vérifiez simplement qu'il y ait suffisamment d'eau.

- Au moment de servir, ajoutez le maïs et le parmesan, mélangez et servez rapidement. Saupoudrez de persil haché.

INFO CŒUR

Un risotto riche en fibres grâce à la présence de champignons, de maïs et de poireau. Les fibres favorisent la diminution du taux de cholestérol de façon naturelle, en stimulant son élimination. Pour augmenter encore cet apport, choisissez du riz complet ou du riz rouge thaï.

-IDÉE MENU-

Chou rouge au cumin
Risotto aux légumes
Compote de pommes et pruneaux

Nouilles sautées au tofu

Préparation : 20 mn
Cuisson : 20 mn

410 KCAL/PORTION

pour 4 personnes

250 g de nouilles asiatiques
200 g de tofu
1 poivron
1 carotte
1 oignon
2 c. à s. de sauce soja
20 g de cacahuètes grillées non salées
2 c. à s. d'huile de tournesol
Poivre

- Faites cuire les nouilles quelques minutes à l'eau bouillante comme indiqué sur l'emballage, égouttez-les.
- Lavez le poivron, coupez-le en fines lamelles en prenant soin d'éliminer les graines. Épluchez la carotte, lavez-la et coupez-la en rondelles fines. Épluchez et émincez l'oignon. Coupez le tofu en dés. Concassez les cacahuètes avec un rouleau à pâtisserie.
- Chauffez l'huile dans une large sauteuse ou dans un wok. Faites sauter les légumes et le tofu 10 mn à feu moyen en remuant. Ajoutez les nouilles, la sauce soja, poivrez et poursuivez la cuisson 5 mn.
- Servez aussitôt, saupoudré de cacahuètes.

-Idée menu-

Bouchées vapeur aux légumes
Nouilles sautées au tofu
Salade de fruits frais

Info cœur

La cacahuète n'est pas interdite dans votre régime, mais il ne faut pas en abuser du fait de sa relative richesse en acides gras saturés. Si vous en appréciez la saveur, utilisez-la pour assaisonner les plats (légumes sautés, brochettes de poulet, salades composées…), sa saveur grillée est très agréable. Évitez en revanche de la consommer à l'apéritif, car vous risquez d'en manger beaucoup !

Salade
aux pois chiches

Préparation : 20 mn
Cuisson : 10 mn

305 KCAL/PORTION

pour 4 personnes

300 g de pois chiches en boîte
100 g de blé (type Ebly)
2 tomates
1 petit concombre
1 bulbe de fenouil
1 échalote
40 g de raisins secs
3 c. à s. d'huile de colza
2 c. à s. de vinaigre de vin
1 brin de menthe
Sel, poivre

- Rincez et égouttez les pois chiches. Faites cuire le blé 10 mn à l'eau bouillante salée, égouttez-le.
- Lavez les légumes. Coupez les tomates en dés. Épluchez le concombre, coupez-le en dés. Émincez finement le cœur du fenouil. Épluchez et émincez l'échalote.
- Rassemblez dans un grand saladier les pois chiches, le blé, les tomates, le concombre, le fenouil, l'échalote et les raisins secs. Mélangez bien. Assaisonnez avec l'huile, le vinaigre et la menthe hachée. Salez et poivrez.
- Mélangez et servez.

INFO CŒUR

Le pois chiche est un féculent à mettre à l'honneur. Source de fibres, de protéines végétales et de glucides complexes, il a une action bénéfique sur la cholestérolémie. Achetez les pois chiches en boîte, ils sont faciles à utiliser.

-IDÉE MENU-

Salade aux pois chiches
Fromage allégé
Pomme au four
à la gelée de coing

Boulgour aux légumes et aux pignons

Préparation : 20 mn
Cuisson : 30 mn

435 KCAL/PORTION

pour 4 personnes

300 g de boulgour
1/4 de chou blanc
1 oignon
1 carotte
40 g de pignons
1 brin de thym
2 c. à s. d'huile d'olive
Sel, poivre

- Faites cuire le boulgour dans deux fois son volume d'eau bouillante salée, 10 à 15 mn ou selon les indications portées sur l'emballage. Égouttez-le si nécessaire et gardez-le au chaud.
- Épluchez la carotte et l'oignon. Lavez-les rapidement à l'eau froide, ainsi que le chou. Coupez-les en julienne avec une râpe à main.
- Chauffez l'huile dans une cocotte à fond épais. Faites revenir les légumes 10 mn à feu moyen en remuant. Ajoutez un demi-verre d'eau, le thym, salez et poivrez. Poursuivez la cuisson 10 mn.
- Faites dorer les pignons à feu doux dans une petite poêle antiadhésive en remuant.
- Au moment de servir, mélangez le boulgour et les légumes, rectifiez l'assaisonnement et décorez avec les pignons. Servez chaud.

-Idée menu-

Pomelo et avocat
Boulgour aux légumes et aux pignons
Crème vanille maison

Info cœur

Les céréales complètes et les produits dérivés (flocons, pâtes…) sont à privilégier dans le cadre d'un régime anticholestérol. Dépourvues de matières grasses et source de fibres, elles ont un impact positif sur le mauvais cholestérol et rééquilibrent globalement votre alimentation.

Riz à l'indienne

Préparation : 15 mn
Cuisson : 40 mn

450 KCAL/PORTION

pour 4 personnes

300 g de riz basmati
300 g de petits pois frais ou surgelés
1 oignon
2 c. à s. d'huile de tournesol
2 c. à c. de curry doux
40 g de raisins secs
40 g de noix de cajou
1 tablette de bouillon de légumes
Sel

- Épluchez et émincez l'oignon. Chauffez l'huile dans une petite cocotte. Ajoutez l'oignon, les petits pois, les raisins et le curry. Laissez dorer 5 mn à feu moyen en remuant. Versez un verre d'eau et le bouillon. Couvrez et laissez mijoter 20 mn à feu doux.
- Faites cuire le riz basmati 12 mn dans une fois et demie son volume d'eau salée. Gardez au chaud.
- Au moment de servir, dressez le riz en couronne dans le plat de service, versez les petits pois au centre et décorez de noix de cajou.

INFO CŒUR

Comme les cacahuètes, les noix de cajou peuvent être consommées de temps en temps, mais à petite dose. Elles contiennent en effet 10 % d'acides gras saturés, et il n'est pas conseillé d'en abuser. En petite quantité dans un plat équilibré, elles donnent du goût et augmentent la présence de fibres.

-IDÉE MENU-

Nan aux légumes
Riz à l'indienne
Sorbet coco

Quinoa aux légumes

Préparation : 20 mn
Cuisson : 30 mn

390 KCAL/PORTION

pour 4 personnes

300 g de quinoa
2 tomates
1 courgette
1 carotte
2 oignons
1 gousse d'ail
2 brins de persil
2 c. à s. d'huile de tournesol
Sel, poivre

- Faites cuire le quinoa environ 15 mn dans deux fois son volume d'eau salée, ou suivez les indications portées sur l'emballage. Réservez-le au chaud.

- Épluchez l'ail et les oignons, émincez-les. Lavez les tomates et la courgette. Coupez-les en dés en éliminant les graines. Épluchez la carotte, lavez-la et coupez-la en fins bâtonnets.

- Chauffez l'huile dans une sauteuse. Ajoutez les oignons, l'ail, la carotte et la courgette. Faites revenir 5 mn à feu vif en remuant. Versez les tomates, salez et poivrez. Laissez cuire 10 mn à feu doux sans couvrir.

- Au moment de servir, disposez le quinoa et les légumes dans le plat de service sans les mélanger. Décorez avec du persil haché.

-Idée menu-

Asperges
sauce vinaigrette
Quinoa aux légumes
Faisselle à 0 % MG
Compote d'abricots

Info cœur

Le quinoa est une plante originaire d'Amérique du Sud dont on consomme les graines. Très originales, elles restent translucides et croquantes après cuisson. Elles remplacent avantageusement d'autres féculents, car elles sont concentrées en magnésium, en protéines et en fibres. Chaudes ou froides, elles se marient parfaitement avec les légumes.

Galettes aux poireaux

Préparation : 25 mn
Cuisson : 45 mn
Repos : 1 h

310 KCAL/PORTION

pour 4 personnes

200 g de farine de sarrasin
50 cl de lait écrémé
3 blancs d'œufs
6 blancs de poireau
6 c. à s. de crème allégée épaisse
1 pincée de muscade
1 c. à s. d'huile de tournesol
Sel, poivre

- Mélangez la farine, le lait et les blancs d'œufs légèrement battus. Salez, poivrez, laissez la pâte reposer au moins 1 h.

- Pendant ce temps, lavez les poireaux après les avoir fendus en deux. Émincez-les et faites-les cuire 15 mn à la vapeur. Égouttez-les soigneusement en les pressant entre vos mains. Mettez-les dans un saladier. Ajoutez la crème, la muscade, salez et poivrez. Mélangez.

- Faites cuire huit galettes dans une poêle à crêpes bien chaude et légèrement huilée, 3 mn sur chaque face. Réservez au chaud.

- Chauffez la garniture 2 mn au four à micro-ondes. Répartissez-la dans les galettes, roulez-les et servez bien chaud.

INFO CŒUR

La crème allégée existe en version épaisse (en pot) ou fleurette (fluide). Le taux de matières grasses est toujours indiqué clairement. Pour cette recette, une crème à 10 % est idéale. Vous pouvez aussi la remplacer par une crème de soja épaisse (en pot plutôt qu'en briquette) 100 % végétale.

-Idée menu-

Salade de tomates
Galettes aux poireaux
Dessert au soja
Pomme

Galettes de sarrasin aux artichauts

Préparation : 20 mn
Cuisson : 30 mn
Repos : 1 h

380 KCAL/PORTION

pour 4 personnes

200 g de farine de sarrasin
50 cl de lait écrémé
3 blancs d'œufs
4 tranches de jambon cru dégraissé
8 fonds d'artichaut
3 brins de persil
1 gousse d'ail
3 c. à s. d'huile d'olive
1 c. à s. d'huile de tournesol
Sel, poivre

- Mélangez la farine, le lait et les blancs d'œufs légèrement battus. Salez, poivrez, laissez reposer la pâte au moins 1 h.
- Coupez le jambon et les fonds d'artichaut égouttés en petits dés. Mettez-les dans un petit saladier. Assaisonnez d'huile d'olive, de persil et d'ail hachés. Poivrez, mais ne salez pas.
- Faites cuire huit galettes dans une poêle à crêpes bien chaude légèrement huilée, 3 mn sur chaque face. Réservez au chaud.
- Au moment de servir, garnissez-les de jambon et d'artichaut et pliez-les en deux. Accompagnez d'une salade bien relevée.

-Idée menu-

Galettes de sarrasin
au jambon et aux artichauts
Mâche au vinaigre balsamique
Fromage blanc à 0 % MG
Nectarine

Info cœur

Les galettes de sarrasin sont très faciles à réaliser avec du lait écrémé et sans jaune d'œuf. Elles seront ainsi légères et digestes. Pour la garniture, prévoyez des ingrédients adaptés à votre régime : jambon maigre, légumes, thon… Et choisissez du fromage allégé si vous souhaitez en ajouter.

Pizza
aux légumes d'été

Préparation : 35 mn
Cuisson : 45 mn

230 KCAL/PORTION

pour 4 personnes

1 pâte à pizza du commerce fraîche ou surgelée (300 g)
4 tomates
1 courgette
1 poivron
1 oignon
1 pincée d'origan
5 brins de basilic
3 c. à s. d'huile d'olive
Sel, poivre

- Préchauffez le four à 210 °C (th. 7).

- Lavez les tomates, la courgette et le poivron. Coupez les tomates en rondelles fines, mettez-les dans une grande passoire, salez et laissez dégorger 15 mn. Épongez-les avec du papier absorbant. Coupez la courgette en petits dés et le poivron en fines lanières. Épluchez et émincez l'oignon.

- Chauffez une cuillerée d'huile dans une sauteuse large. Ajoutez l'oignon, la courgette et le poivron. Salez, poivrez et faites dorer 10 mn à feu vif en remuant.

- Étalez la pâte à pizza et garnissez-en un moule de 30 cm de diamètre. Disposez les rondelles de tomate, puis les légumes sautés par-dessus. Ajoutez l'origan et le basilic haché. Arrosez d'un filet d'huile. Faites cuire 25 mn à four chaud.

INFO CŒUR

La pâte à pizza est idéale pour vous : à base de farine et d'eau, elle ne contient que très peu de matières grasses. Si vous la faites vous-même, utilisez de préférence une farine bise (plus riche en fibres) et ajoutez une cuillerée d'huile d'olive pour lui donner du goût. Vous pouvez également la commander chez votre boulanger.

-IDÉE MENU-

Melon et jambon
de Parme (dégraissé)
Pizza aux légumes d'été
Crème maison
au chocolat

Quiche au brocoli

Préparation : 25 mn
Cuisson : 45 mn

350 KCAL/PORTION

pour 6 personnes

1 pâte brisée maison
1 brocoli
50 g de filet de bacon
1 œuf entier
+ 1 blanc d'œuf
20 cl de crème de soja
3 c. à s. de graines de sésame
1 pincée de muscade
Sel, poivre

- Préchauffez le four à 180 °C (th. 6) ainsi que le cuit-vapeur.
- Lavez le brocoli sous l'eau froide, détaillez-le en petits bouquets. Faites cuire les bouquets 12 mn à la vapeur, ou jusqu'à ce qu'ils soient tendres. Laissez-les tiédir dans une passoire.
- Coupez le filet de bacon en petits dés. Battez l'œuf, le blanc d'œuf et la crème dans un bol. Ajoutez la muscade, salez et poivrez.
- Garnissez un moule à tarte de 25 cm de diamètre avec la pâte brisée, piquez le fond avec une fourchette. Disposez les fleurettes de brocoli sur la pâte. Versez le mélange œuf-crème et saupoudrez de graines de sésame. Faites cuire 30 mn à four chaud.
- Servez la quiche avec des crudités.

-Idée menu-

Soupe de tomates
Quiche au brocoli
Salade de roquette
Yaourt à 0 % MG aux fruits

Info cœur

Pour limiter les quantités d'œufs dans vos recettes, réduisez de moitié la quantité habituelle et complétez avec des blancs d'œufs (ils ne contiennent pas de cholestérol). N'oubliez pas de comptabiliser les œufs des préparations dans votre ration hebdomadaire. Ici, la quiche contient un quart de jaune d'œuf par personne.

Bricks aux champignons

Préparation : 30 mn
Cuisson : 25 mn

200 KCAL/PORTION

pour 4 personnes

8 feuilles de brick
800 g de champignons de Paris
1 gousse d'ail pelée
5 brins de persil frisé
3 brins de coriandre fraîche
40 g de margarine anticholestérol
Sel, poivre

- Préchauffez le four à 210 °C (th. 7).
- Passez les champignons sous l'eau froide. Ôtez le pied sableux et coupez-les en fines lamelles. Lavez et essorez le persil et la coriandre. Hachez le tout.
- Faites fondre la moitié de la margarine dans une sauteuse antiadhésive. Ajoutez les champignons. Faites-les cuire 10 mn à feu moyen en remuant. Ajoutez l'ail et les herbes en fin de cuisson. Salez et poivrez. Divisez les champignons en huit portions équivalentes.
- Mettez le reste de la margarine dans un ramequin. Faites-la fondre 30 s au four à micro-ondes. Étalez une feuille de brick sur le plan de travail. Badigeonnez-la de margarine. Garnissez le centre de champignons et repliez la feuille pour obtenir un coussinet carré. Recommencez l'opération afin d'obtenir huit coussinets. Disposez-les sur une plaque à pâtisserie. Faites-les cuire 10 mn au four. Servez aussitôt.

INFO CŒUR

Utilisez les feuilles de brick pour faire vos feuilletés : elles sont beaucoup plus légères que la pâte feuilletée. Pour qu'elles dorent parfaitement, badigeonnez-les d'huile ou de margarine fondue.

-IDÉE MENU-

Salade de tomates au thon
Bricks aux champignons
Fromage blanc à la cassonade
Cerises

Tartines au jambon cru et aux figues

Préparation : 10 mn
Sans cuisson

370 KCAL/PORTION

pour 4 personnes

4 grandes tranches de pain au levain
4 tranches de jambon Serrano
4 figues
1 poignée de roquette
4 c. à c. de tapenade
15 g de pignons
4 c. à c. d'huile d'olive
Poivre du moulin

- Dégraissez parfaitement le jambon. Coupez les figues en tranches très fines. Lavez la roquette et essorez-la soigneusement.
- Faites griller le pain. Tartinez-le de tapenade. Garnissez-le de roquette, de figues et de jambon. Poivrez, décorez avec quelques pignons.
- Arrosez d'un filet d'huile et servez rapidement.

-IDÉE MENU-

Salade de concombre
Tartine au jambon cru et aux figues
Dessert au soja
Prunes

INFO CŒUR

Le jambon cru peut remplacer le jambon blanc de temps en temps, à condition que le gras visible sur chaque tranche soit complètement éliminé. Séché et parfois fumé, le jambon cru est beaucoup plus salé que le jambon blanc : n'en abusez pas !

Tartines aux tomates

Préparation : 15 mn
Sans cuisson

270 KCAL/PORTION

pour 4 personnes

4 petites tranches de pain au levain
4 tomates
2 oignons blancs
3 gousses d'ail
3 brins de basilic
3 c. à s. d'huile d'olive
Sel, poivre

- Lavez les tomates, coupez-les en très petits dés et mettez-les dans un saladier. Lavez les oignons et le basilic, hachez-les finement.
- Mélangez les tomates, les oignons et le basilic. Salez et poivrez, ajoutez l'huile et mélangez. Épluchez l'ail et frottez-en les tranches de pain sur un côté.
- Au moment de déguster, faites griller les tranches de pain et couvrez-les de mélange à la tomate. Servez aussitôt.

INFO CŒUR

Cette entrée, inspirée de la bruschetta italienne, s'inscrit parfaitement dans la lignée du régime méditerranéen : tomate (source d'antioxydants), alliacées (fluidifiants sanguins) et huile d'olive (vitamine E). Tout est bon pour votre cœur !

-IDÉE MENU-

Tartine aux tomates
Espadon grillé, citron
Courgettes vapeur
Fromage blanc à la vanille

Spaghettis bolognaise

Préparation : 15 mn
Cuisson : 40 mn

425 KCAL/PORTION

pour 4 personnes

350 g de spaghettis
250 g de bœuf haché à 5 % MG
1 grosse boîte de tomates pelées
1 oignon
1 gousse d'ail
1 petite carotte
1 feuille de laurier
5 brins de persil
4 c. à c. de parmesan
3 c. à s. d'huile d'olive
Sel, poivre

- Épluchez l'oignon, la gousse d'ail et la carotte, hachez-les finement. Chauffez l'huile dans une cocotte, ajoutez les légumes hachés et le bœuf. Laissez dorer 10 mn en remuant. Ajoutez les tomates pelées, le laurier et le persil haché. Salez, poivrez, couvrez et laissez mijoter 20 mn.

- Portez 3 l d'eau salée à ébullition dans une grande casserole. Jetez les pâtes dans l'eau bouillante et faites-les cuire 8 mn environ, pour qu'elles soient *al dente* (suivez les indications portées sur l'emballage).

- Égouttez-les et mettez-les dans un plat de service. Ajoutez la sauce très chaude, mélangez et répartissez dans quatre assiettes.

- Saupoudrez de parmesan et servez.

-Idée menu-

Spaghettis bolognaise
Yaourt anticholestérol
Fraises au citron

INFO CŒUR

Vérifiez bien sur l'emballage le pourcentage de matières grasses contenues dans le bœuf haché : il va de 5 à 15 %. Dans le cadre de votre régime, privilégiez le bœuf à 5 % MG, les autres sont trop riches en matières grasses saturées.

Farfalle au thon

Préparation : 20 mn
Cuisson : 25 mn

410 KCAL/PORTION

pour 4 personnes
300 g de farfalle
(ou de penne)
150 g de thon au naturel
1 grosse boîte
de tomates pelées
1 gousse d'ail
5 brins de basilic
3 c. à s. d'huile d'olive
Sel, poivre

• Égouttez le thon et émiettez-le grossièrement. Coupez les tomates en dés en récupérant le jus.

• Épluchez la gousse d'ail. Chauffez l'huile dans une petite cocotte. Ajoutez la gousse d'ail, laissez dorer 3 mn à feu doux, puis versez les tomates pelées. Poivrez et laissez cuire 10 mn à feu moyen sans couvrir.

• Portez 3 l d'eau salée à ébullition dans une grande casserole. Jetez les pâtes dans l'eau bouillante et faites-les cuire 12 mn environ, pour qu'elles soient *al dente* (suivez les indications portées sur l'emballage).

• Hachez le basilic après l'avoir lavé et essoré. Égouttez les pâtes et mettez-les dans un plat de service. Ajoutez la sauce tomate et le thon émietté, mélangez. Décorez de basilic haché et servez.

INFO CŒUR

Le thon au naturel est beaucoup moins riche en matières grasses, donc moins calorique et plus digeste. Si vous n'avez pas de problème de poids, vous pouvez opter pour un thon à l'huile d'olive ou de tournesol. Sachez en revanche que le thon en boîte est toujours très riche en sel, évitez donc d'en ajouter dans votre plat.

-IDÉE MENU-

Pastèque
Farfalle au thon
Tomme allégée
Raisin

Nouilles sautées à l'asiatique

Préparation : 15 mn
Cuisson : 25 mn
Repos : 10 mn

305 KCAL/PORTION

pour 4 personnes

1 paquet de 250 g de nouilles asiatiques
1 bocal de germes de soja
1 poivron
1 sachet de champignons noirs
3 c. à s. de sauce soja
2 c. à s. d'huile de tournesol
Poivre

- Rincez et égouttez les germes de soja. Lavez le poivron, coupez-le en fines lamelles. Mettez les champignons 10 mn dans un petit bol d'eau tiède pour les réhydrater. Lorsqu'ils sont tendres, égouttez-les et coupez-les en dés.
- Faites cuire les nouilles environ 5 mn à l'eau bouillante (suivez les indications portées sur l'emballage), puis égouttez-les.
- Chauffez l'huile dans une sauteuse ou un wok. Ajoutez le poivron émincé, faites sauter 5 mn à feu moyen en remuant. Ajoutez ensuite le soja, les champignons et la sauce soja. Laissez cuire 5 mn. Versez les nouilles, poivrez, remuez et laissez chauffer 3 mn.
- Servez en accompagnement d'une viande blanche ou rouge.

-Idée menu-

Salade de chou chinois
Poulet grillé à la citronnelle
Nouilles sautées à l'asiatique
Dessert au soja

INFO CŒUR

Un plat très rapide à réaliser car les nouilles asiatiques cuisent vite. Certaines ont simplement besoin d'être réhydratées dans de l'eau bouillante (vermicelles de riz), c'est encore plus pratique. Si vous êtes pressé, utilisez un mélange de légumes surgelés, qu'il suffit de réchauffer.

Polenta sautée

Préparation : 15 mn
Cuisson : 15 mn
Repos : 2 h

280 KCAL/PORTION

pour 4 personnes

250 g de polenta
3 c. à s. d'huile de pépins de raisin
Sel, poivre

- Faites cuire la polenta 5 mn dans 60 cl d'eau bouillante salée, en remuant constamment avec une cuillère en bois. Versez-la encore chaude sur une plaque à pâtisserie antiadhésive. Couvrez de film étirable et laissez refroidir complètement (2 h). Coupez la polenta en losanges de 3 cm de côté environ.

- Chauffez l'huile dans une large poêle antiadhésive. Faites dorer les losanges de polenta 3 mn sur chaque face en les retournant délicatement. Salez légèrement et poivrez. Rangez-les sur le plat de service et servez chaud, en accompagnement d'un poulet rôti ou d'un lapin à la provençale.

INFO CŒUR

La polenta est une fine semoule de maïs originaire du nord de l'Italie. Pour changer, elle remplace les pâtes, avec un avantage : elle contient davantage d'antioxydants. Précuite, elle se réhydrate en quelques minutes et peut être servie telle quelle, comme une purée.

-IDÉE MENU-

Melon
Lapin à la provençale
Polenta sautée
Yaourt nature

Gratin de coquillettes

Préparation : 15 mn
Cuisson : 20 mn

365 KCAL/PORTION

pour 4 personnes

300 g de coquillettes
50 g de crème allégée
1 pincée de muscade
3 c. à s. de chapelure
15 g de margarine anticholestérol
Sel, poivre

- Faites cuire les coquillettes environ 8 mn à l'eau bouillante salée (suivez les indications portées sur l'emballage), puis égouttez-les.
- Préchauffez le gril du four.
- Versez les coquillettes dans un saladier. Ajoutez la crème, la muscade, salez et poivrez, mélangez.
- Disposez les coquillettes dans un plat allant au four. Saupoudrez de chapelure et répartissez sur la surface de petits copeaux de margarine. Faites dorer 10 mn au four.
- Servez avec une viande rouge grillée ou une volaille rôtie, par exemple.

-IDÉE MENU-

Cœurs de laitue vinaigrette
Jambon cru dégraissé
Gratin de coquillettes
Faisselle à 0 % MG au miel

INFO CŒUR

Dans le cadre du régime anticholestérol, choisissez toujours des pâtes nature, et non enrichies d'œufs. Les pâtes les plus basiques, à base de blé dur, sont parfaitement adaptées à vos besoins, tout comme les pâtes complètes (fabriquées à partir de blé entier).

Risotto au safran

Préparation : 15 mn
Cuisson : 25 mn

280 KCAL/PORTION

pour 4 personnes

250 g de riz pour risotto
1 oignon
1/2 verre de vin blanc sec
2 dosettes de safran en poudre
1 feuille de laurier
40 g de margarine anticholestérol
Sel, poivre

- Épluchez et émincez finement l'oignon. Faites fondre la margarine à feu très doux. Ajoutez l'oignon et le riz. Laissez revenir 5 mn sans colorer, en remuant avec une spatule en bois.
- Versez le vin blanc et laissez évaporer à feu moyen. Salez, poivrez, ajoutez le safran et le laurier. Mouillez avec 40 cl d'eau chaude. Couvrez et laissez mijoter 18 mn à feu très doux sans remuer.
- Servez chaud, avec du poisson.

INFO CŒUR

On trouve aujourd'hui de nombreuses variétés de riz : toutes conviennent à votre régime, et vous pouvez varier selon vos envies ! Goûtez au riz complet, au riz noir et au riz rouge : ils sont délicieux, et très bien pourvus en fibres et minéraux.

-IDÉE MENU-

Risotto au safran
Maquereau au four
Yaourt à 0 % MG aux fruits
Orange

Riz sauté au poulet et gingembre

Préparation : 20 mn
Cuisson : 30 mn

450 KCAL/PORTION

pour 4 personnes

300 g de riz thaï
300 g de blanc de poulet
1 racine de gingembre frais
1 oignon
3 tomates
3 c. à s. de sauce soja
3 c. à s. d'huile de pépins de raisin

- Faites cuire le riz dans une fois et demie son volume d'eau bouillante salée. Quand il a absorbé l'eau, après environ 10 mn de cuisson, réservez-le au chaud.
- Épluchez et émincez l'oignon. Lavez les tomates et coupez-les en petits dés. Coupez le poulet en dés. Râpez environ 1 cm de gingembre (ou davantage, selon les goûts).
- Chauffez l'huile dans une sauteuse ou un wok. Faites dorer l'oignon et le poulet 10 mn à feu moyen en remuant. Ajoutez les tomates, le gingembre et la sauce soja. Laissez cuire 5 mn à feu doux en remuant. Mettez le riz dans la sauteuse et réchauffez 2 mn en remuant.
- Servez aussitôt.

-Idée menu-

Soupe de légumes
Riz sauté au poulet et gingembre
Poire

Info cœur

Un plat complet bien équilibré, source de fibres et d'antioxydants. Vous pouvez remplacer le poulet par du porc maigre, du bœuf ou des crevettes pour varier sans modifier l'apport calorique de ce plat, qui reste léger.

Risotto aux asperges

Préparation : 15 mn
Cuisson : 25 mn

275 KCAL/PORTION

pour 4 personnes

250 g de riz pour risotto
1 bocal de 200 g de mini-asperges
60 cl de bouillon de légumes
4 c. à s. de crème de soja
2 brins de cerfeuil frais
15 g de margarine anticholestérol spécial cuisson
Poivre

- Rincez et égouttez les mini-asperges. Coupez-les en tronçons de 2 cm de longueur.
- Faites fondre la margarine dans une cocotte à fond épais. Ajoutez le riz et laissez dorer 3 mn à feu doux en remuant. Versez le bouillon chaud, poivrez et laissez mijoter 15 mn à feu très doux.
- Ajoutez les tronçons d'asperge. Remuez et poursuivez la cuisson 5 mn. Versez la crème et mélangez.
- Décorez avec du cerfeuil et servez aussitôt.

INFO CŒUR

Les conserves peuvent remplacer les légumes frais lorsque vous êtes pressé ou que vous consommez un produit hors saison. Mais privilégiez le frais lorsque vous le pouvez. Car, si l'apport calorique est similaire à celui du produit frais, la teneur en vitamines et minéraux est moins intéressante.

-IDÉE MENU-

Risotto aux asperges
Salade de feuille de chêne et viande des Grisons
Pomme au four

Riz à la cantonaise

Préparation : 15 mn
Cuisson : 20 mn

430 KCAL/PORTION

pour 4 personnes

300 g de riz thaï
1 boîte de 200 g de petits pois
1 tranche de jambon blanc épaisse de 150 g
1 oignon
2 brins de coriandre fraîche
3 c. à s. de sauce soja
2 c. à s. d'huile de tournesol
Sel

- Faites cuire le riz environ 12 mn dans une fois et demie son volume d'eau bouillante salée. Réservez-le au chaud.
- Épluchez et hachez finement l'oignon. Coupez le jambon en fines lamelles après l'avoir soigneusement dégraissé. Égouttez les petits pois.
- Chauffez l'huile dans une petite poêle. Faites dorer l'oignon et le jambon 5 mn à feu moyen en remuant. Ajoutez les petits pois égouttés, la sauce soja et la coriandre effeuillée. Mélangez délicatement et laissez chauffer 2 mn. Mélangez au riz déjà cuit.
- Servez en plat principal pour un repas léger ou en accompagnement d'un poulet aux amandes, par exemple.

-Idée menu-

Salade de pousses de soja aux crevettes
Riz à la cantonaise
Ananas

Info cœur

Une variante sans œufs du riz cantonais traditionnel. Si vous en faites un plat unique, vous pouvez l'enrichir de quelques crevettes ou dés de poulet sautés. Veillez surtout à ne pas ajouter trop d'huile (deux cuillerées suffisent), ce qui rendrait le plat indigeste et trop calorique.

Riz complet aux poivrons

Préparation : 20 mn
Cuisson : 35 mn

265 KCAL/PORTION

pour 4 personnes

200 g de riz complet
1 poivron vert
1 poivron rouge
1 oignon
1 tomate
5 brins de ciboulette
2 c. à s. d'huile d'olive
Sel, poivre

- Faites cuire le riz environ 20 mn dans de l'eau bouillante salée (ou suivez les instructions portées sur le paquet). Égouttez et réservez au chaud.
- Lavez les poivrons et la tomate. Coupez-les en petits dés en ôtant les graines. Épluchez et émincez l'oignon.
- Chauffez l'huile dans une cocotte à fond épais. Faites dorer l'oignon et les poivrons 5 mn à feu moyen en remuant. Ajoutez la tomate. Salez, poivrez et poursuivez la cuisson 10 mn à feu doux.
- Disposez le riz dans un plat creux, nappez avec la sauce aux poivrons. Décorez de ciboulette hachée et servez.

INFO CŒUR

Ce plat est particulièrement intéressant pour son apport en fibres. Les fibres favorisent l'élimination du cholestérol et contribuent à améliorer l'hypercholestérolémie. Si vous souffrez d'un côlon irritable, préférez cependant un riz blanc car les poivrons stimulent le transit intestinal.

-Idée menu-

Salade de radis noir
Cuisse de poulet au barbecue
Riz complet aux poivrons
Crème maison à la vanille

Purée de patates douces

Préparation : 15 mn
Cuisson : 15 mn

230 KCAL/PORTION

pour 4 personnes

2 grosses patates douces (1 kg)
1/2 verre de lait écrémé
1 pincée de muscade
2 c. à s. de graines de sésame
Sel, poivre

- Préchauffez le cuit-vapeur.
- Épluchez les patates, passez-les sous l'eau et coupez-les en gros dés. Faites-les cuire environ 15 mn à la vapeur.
- Mettez les patates dans le bol du mixeur, ajoutez le lait, du sel, du poivre et la muscade. Mixez 1 mn et versez dans le plat de service. Saupoudrez de sésame et réchauffez si nécessaire au four à micro-ondes.
- Servez. Cette purée accompagne les viandes grillées, rouges ou blanches, mais aussi les poissons.

-Idée menu-

Purée de patates douces
Brochettes de thon
Yaourt nature
Pêche

Info cœur

La patate douce présente un profil nutritionnel proche de celui de la pomme de terre. Sa jolie couleur orangée est due à la présence de pigments végétaux, les caroténoïdes. Antioxydants, ils jouent un rôle important dans la prévention des maladies cardio-vasculaires.

Pommes de terre sautées à l'ail

Préparation : 10 mn
Cuisson : 25 mn

230 KCAL/PORTION

pour 4 personnes

1 kg de petites pommes de terre primeurs type ratte ou charlotte
3 c. à s. d'huile de pépins de raisin
2 gousses d'ail
5 brins de persil frisé
Sel, poivre

- Lavez les pommes de terre sous l'eau fraîche en les frottant entre vos mains pour éliminer une partie de la peau. Séchez-les avec du papier absorbant.
- Chauffez l'huile à feu moyen dans une petite cocotte à fond épais. Faites revenir les pommes de terre 10 mn à feu vif en remuant. Baissez le feu, salez et poivrez. Couvrez la cocotte et laissez cuire à feu doux 10 mn supplémentaires.
- Épluchez l'ail, lavez et essorez le persil. Hachez finement le tout. Ôtez le couvercle de la cocotte, faites sauter les pommes de terre 5 mn à feu vif pour qu'elles dorent. Saupoudrez d'ail et de persil, mélangez.
- Servez avec une viande grillée ou rôtie.

INFO CŒUR

Ne pensez pas que les pommes de terre sautées vous sont interdites ! Il suffit de les faire cuire avec une matière grasse adaptée, en quantité raisonnable et sans surchauffer. Vous pouvez en consommer deux fois par mois sans aucun problème. Pensez également à les servir avec une viande grillée, pour équilibrer le repas.

-IDÉE MENU-

Chou rouge vinaigrette
Steak haché de cheval
Pommes de terre sautées à l'ail
Fromage blanc au sucre roux

Pommes de terre au four

Préparation : 15 mn
Cuisson : 30 mn

200 KCAL/PORTION

pour 4 personnes

1 kg de pommes de terre de taille moyenne
10 brins de ciboulette
1 pincée de paprika
40 g de margarine anticholestérol pour tartines
Sel, poivre

- Préchauffez le four à 180 °C (th. 6).
- Lavez les pommes de terre, ne les épluchez pas. Enveloppez chacune d'un carré de feuille d'aluminium.
- Rangez-les dans un grand plat et faites-les cuire 30 mn au four.
- Pendant la cuisson, préparez le beurre maître d'hôtel. Lavez et essorez la ciboulette, ciselez-la finement. Coupez la margarine en dés dans un petit bol. Salez, poivrez, ajoutez le paprika et la ciboulette. Travaillez avec une spatule.
- Servez les pommes de terre très chaudes, dans leur papillote, avec le beurre maître d'hôtel, en accompagnement d'une viande grillée ou en sauce. Chaque convive ajoutera une noisette de margarine.

-IDÉE MENU-

Cuisse de poulet à la tomate
Pommes de terre au four
Camembert allégé
Poire

INFO CŒUR

On peut préparer du «beurre» maître d'hôtel avec les margarines anticholestérol. Elles sont molles et se mélangent très facilement aux herbes. Testez l'ail, le persil, la menthe, la sauge… Ces «beurres» accompagnent les pommes de terre, les carottes ou les haricots verts vapeur, ainsi que les poissons et les viandes grillés.

Gratin dauphinois

Préparation : 30 mn
Cuisson : 40 mn

250 KCAL/PORTION

pour 4 personnes

1,2 kg de pommes de terre type nicola, charlotte ou juliette
1 verre de lait écrémé
150 g de crème allégée à 15 % MG
1 pincée de muscade
2 gousses d'ail
Sel, poivre

- Préchauffez le four à 180 °C (th. 6).
- Épluchez les pommes de terre, lavez-les, puis coupez-les en tranches fines. Épluchez l'ail, frottez-en un plat allant au four. Rangez les pommes de terre en les faisant se chevaucher. Salez et poivrez, ajoutez la muscade.
- Battez dans un bol le lait et la crème. Versez le mélange sur les pommes de terre. Couvrez le plat d'une feuille de papier sulfurisé et faites cuire 30 mn au four.
- Ôtez le papier et laissez le gratin dorer 10 mn. Servez chaud, avec une simple salade ou en accompagnement d'une viande blanche.

INFO CŒUR

Proche de la recette originale, sans fromage, cette version allégée est délicieuse et digeste. Choisissez des pommes de terre à chair mi-ferme pour que le gratin soit moelleux. Vous pouvez remplacer le lait et la crème par le substitut à base de soja pour un gratin 100 % végétal.

-Idée menu-

Gratin dauphinois
Mâche et noix
Fromage blanc à 0 % MG
Compote de rhubarbe

Écrasée de pommes de terre à la coriandre

Préparation : 15 mn
Cuisson : 25 mn

245 KCAL/PORTION

pour 4 personnes

1,3 kg de pommes de terre type bintje
1/2 verre de lait écrémé
2 c. à s. d'huile d'olive
5 brins de coriandre fraîche
1 pincée de muscade
Sel, poivre

- Lavez les pommes de terre, ne les épluchez pas. Faites-les cuire environ 25 mn dans de l'eau salée. Égouttez-les et épluchez-les alors qu'elles sont chaudes.
- Écrasez-les grossièrement à la fourchette, en laissant des morceaux. Ajoutez le lait, l'huile, la muscade, du sel et du poivre. Mélangez rapidement, sans travailler la préparation.
- Décorez de coriandre fraîche et servez en accompagnement d'un rôti de porc ou de bœuf cuit au four, par exemple.

-Idée menu-

Salade de fenouil
Poulet à la broche
Écrasée de pommes de terre à la coriandre
Yaourt aux fruits

Info cœur

Pour une recette plus tendance, utilisez des pommes de terre primeurs. Vous obtiendrez une texture encore moins lisse, avec un petit goût de noisette. Les pommes de terre du printemps sont par ailleurs une excellente source de vitamine C, utile à votre santé.

Purée de fèves à l'huile d'olive

Préparation : 20 mn
Cuisson : 15 mn

210 KCAL/PORTION

pour 4 personnes

700 g de fèves fraîches ou surgelées écossées
3 c. à s. de lait écrémé
3 c. à s. d'huile d'olive
2 brins de basilic
1 gousse d'ail
1 pincée de cumin en poudre
Sel, poivre

- Faites cuire les fèves 10 à 15 mn à l'eau bouillante salée. Égouttez-les et débarrassez-les de la pellicule qui les entoure.
- Mettez-les dans le bol du mixeur. Ajoutez le lait, l'huile, 10 feuilles de basilic, l'ail épluché et le cumin. Mixez 2 mn, pour obtenir une purée lisse. Salez, poivrez et réchauffez quelques instants au four à micro-ondes, juste avant de servir.
- Cette purée accompagne aussi bien un poisson qu'une viande grillée.

INFO CŒUR

Les fèves ont un apport calorique proche de celui des petits pois. Elles contiennent des fibres, des minéraux et des protéines végétales, nutriments utiles dans le cadre de la prévention des maladies cardio-vasculaires. Si vous les appréciez, n'hésitez pas à en consommer régulièrement.

-IDÉE MENU-

Escalope de veau à la sauge
Purée de fèves à l'huile d'olive
Ricotta allégée
Abricots

Pois cassés au bacon

Préparation : 15 mn
Cuisson : 40 mn

245 KCAL/PORTION

pour 4 personnes

200 g de pois cassés
10 tranches de filet de bacon dégraissé
1 oignon
1 carotte
1 brin de thym
1 feuille de laurier
3 brins de persil
1 c. à c. d'huile detournesol
2 c. à s. d'huile de noix
Sel, poivre

- Épluchez, lavez et émincez l'oignon et la carotte.
- Versez 1,5 l d'eau froide dans une casserole. Ajoutez les légumes, le thym, le laurier et du poivre. Ne salez pas pour empêcher les pois de durcir. Couvrez et faites cuire 35 mn à feu doux en vérifiant qu'il y ait toujours assez d'eau.
- Égouttez les pois cassés avec une écumoire lorsqu'ils sont tendres. Disposez-les dans le plat de service, salez légèrement et gardez au chaud.
- Lavez, essorez et hachez le persil.
- Émincez le filet de bacon en fins bâtonnets. Chauffez l'huile de tournesol dans une petite poêle antiadhésive. Faites dorer le bacon 5 mn à feu moyen en remuant. Versez sur les pois, mélangez, décorez de persil et arrosez d'un filet d'huile de noix.
- Servez aussitôt.

-Idée menu-

Salade d'endives
Pois cassés au bacon
Fromage blanc, amandes grillées
Clémentines

Info cœur

L'huile de noix est une des huiles les mieux pourvues en acides gras oméga-3. Vous pouvez en consommer régulièrement, dans les salades ou à froid, sur les légumes et féculents cuits, en alternance avec l'huile de colza.

Lentilles au poulet fumé

Préparation : 15 mn
Cuisson : 5 mn

240 KCAL/PORTION

pour 4 personnes

1 sachet de lentilles cuites sous vide
4 tranches de jambon de poulet fumé
1 échalote
3 brins de persil plat
3 c. à s. d'huile de colza
2 c. à c. de moutarde forte
2 c. à s. de vinaigre de cidre
Sel, poivre

- Réchauffez quelques minutes les lentilles dans une casserole ou au four à micro-ondes.
- Pendant ce temps, épluchez l'échalote, lavez et essorez le persil. Hachez finement le tout. Coupez le poulet en dés.
- Battez l'huile, la moutarde et le vinaigre dans un petit bol. Salez et poivrez. Ajoutez l'échalote et la moitié du persil.
- Égouttez les lentilles, mettez-les dans un saladier, versez la sauce et mélangez. Disposez le poulet par-dessus, saupoudrez du reste de persil et servez aussitôt.

INFO CŒUR

Les jambons de poulet et de dinde ne contiennent en général que 2% de matières grasses. Ils sont adaptés à votre régime, mais sont particulièrement salés. Préférez les marques affichant une réduction de l'apport en sel, c'est mieux pour le système cardio-vasculaire.

-IDÉE MENU-

Potage de légumes
Lentilles au poulet fumé
Dessert au soja nature
Kiwi

Pois chiches aux épices

Préparation : 10 mn
Cuisson : 15 mn

240 KCAL/PORTION

pour 4 personnes

1 grosse boîte de pois chiches au naturel
1 oignon blanc
1 gousse d'ail
2 pincées de ras-el-hanout (épices pour couscous)
2 brins de menthe fraîche
2 c. à s. d'huile d'olive
Sel, poivre

- Rincez et égouttez les pois chiches. Épluchez et émincez l'ail et l'oignon. Lavez et essorez la menthe, hachez les feuilles.

- Chauffez l'huile dans une petite cocotte à fond épais. Ajoutez l'ail et l'oignon émincés, la menthe, les épices pour couscous, salez et poivrez. Laissez dorer à feu doux 5 mn en remuant.

- Ajoutez les pois chiches et versez un demi-verre d'eau. Mélangez et laissez mijoter 10 mn, toujours à feu doux, en remuant de temps en temps.

- Servez chaud, comme base d'un repas végétarien ou avec une viande blanche grillée.

-Idée menu-

Salade de concombre
Pois chiches aux épices
Tomme de Savoie à 20 % MG
Orange

Info cœur

Si vous les appréciez, utilisez régulièrement les épices dans votre cuisine. Elles permettent de modérer l'apport en sel tout en donnant du goût. De plus, elles contiennent des substances antioxydantes qui favorisent la protection du cœur et des vaisseaux.

Cocos de Paimpol à la tomate

Préparation : 40 mn
Cuisson : 35 mn

255 KCAL/PORTION

pour 4 personnes

1,5 kg de cocos frais
4 tomates
1 oignon
1 gousse d'ail
1 brin de thym
1 feuille de laurier
3 brins de persil plat
2 c. à s. d'huile d'olive
Sel, poivre

• Écossez les haricots. Épluchez l'oignon et l'ail, émincez-les finement. Lavez les tomates, coupez-les en dés en éliminant une partie des graines.

• Chauffez l'huile dans une grande cocotte en fonte. Laissez dorer l'oignon et l'ail 5 mn à feu moyen en remuant. Ajoutez les tomates, les haricots, le thym et le laurier. Poivrez, mais ne salez pas. Versez 2 verres d'eau, couvrez et laissez mijoter 30 mn à feu doux. Salez en fin de cuisson.

• Servez chaud, décoré de persil haché, avec un poisson ou une volaille.

INFO CŒUR

Les haricots en grains sont une bonne source de fibres et de minéraux. Les petits cocos d'été sont plus digestes que les gros haricots secs, et ils ont un effet bénéfique sur la cholestérolémie. Vous pouvez très facilement les associer à des pâtes ou à du blé complet comme base d'un repas végétarien.

-IDÉE MENU-

Salade de laitue au chèvre
Rouget au four
Cocos de Paimpol à la tomate
Compote de pêches

Salade de haricots rouges

Préparation : 20 mn
Sans cuisson

230 KCAL/PORTION

pour 4 personnes

1 boîte moyenne de haricots rouges
1 poivron vert
1 petit avocat
2 tomates
1 oignon
3 c. à s. d'huile d'olive
2 c. à s. de vinaigre de vin
2 c. à c. de moutarde forte
Sel, poivre

- Rincez et égouttez les haricots rouges. Mettez-les dans un saladier.

- Lavez le poivron et les tomates. Coupez-les en petits dés en éliminant les graines. Ajoutez-les au contenu du saladier et mélangez.

- Épluchez l'avocat, coupez-le en dés. Épluchez et émincez l'oignon. Mettez-les dans le saladier.

- Battez l'huile avec le vinaigre et la moutarde, salez et poivrez. Versez dans le saladier et mélangez.

- Servez avec des brochettes de bœuf ou de poulet, par exemple.

-Idée menu-

Salade de haricots rouges
Brochettes de poulet au piment
Yaourt brassé
Ananas

Info cœur

Il est conseillé de consommer des légumineuses au moins une fois par semaine car, grâce à leurs glucides complexes et à leurs fibres, elles équilibrent les menus. Les conserves facilitent une consommation régulière : pensez aux salades de pois chiches, de haricots ou de lentilles, très faciles à préparer.

Fenouil gratiné

Préparation : 20 mn
Cuisson : 25 mn

90 KCAL/PORTION

pour 4 personnes

4 bulbes de fenouil
3 c. à s. de chapelure
40 g de gruyère allégé
4 c. à s. de margarine anticholestérol spécial cuisson
Sel, poivre

- Préchauffez le cuit-vapeur.
- Ôtez les feuilles extérieures des fenouils, pour ne garder que la partie tendre. Lavez les bulbes sous l'eau fraîche, puis émincez-les dans le sens de la longueur. Faites-les cuire 15 mn à la vapeur.
- Préchauffez le gril du four.
- Lorsqu'ils sont cuits, disposez les fenouils émincés en couche fine dans un plat. Salez, poivrez. Saupoudrez de chapelure, de gruyère râpé, puis répartissez des flocons de margarine sur toute la surface. Passez sous le gril 5 à 10 mn, le temps de gratiner légèrement.
- Le fenouil gratiné est délicieux avec de la viande blanche ou du poisson.

INFO CŒUR

Un gratin léger, à laisser dorer juste quelques instants pour qu'il ne se dessèche pas. Le fenouil est un légume particulièrement concentré en vitamines antioxydantes et en minéraux, à consommer régulièrement cru en salade ou cuit à la vapeur.

-Idée menu-

Fenouil gratiné
Escalope de poulet poêlée
Fromage blanc à la fleur d'oranger
Mirabelles

Chou-fleur sauce aurore

Préparation : 20 mn
Cuisson : 25 mn

110 KCAL/PORTION

pour 4 personnes

1 beau chou-fleur
50 cl de lait écrémé
35 g de farine
2 c. à c. de concentré de tomate
1 pincée de muscade
2 brins de persil
40 g de margarine anticholestérol spécial cuisson
Sel, poivre

- Préchauffez le cuit-vapeur.
- Coupez le chou-fleur en petits bouquets, lavez-les rapidement et faites-les cuire 10 à 15 mn.
- Pendant la cuisson, préparez la sauce. Faites fondre la margarine à feu très doux dans une casserole de taille moyenne. Ajoutez la farine, mélangez, puis versez le lait froid en une seule fois. Portez à ébullition sans cesser de remuer et laissez cuire 10 mn à feu très doux. Ajoutez la muscade, le concentré de tomate, salez et poivrez.
- Servez le chou-fleur nappé de la sauce et parsemé de persil haché, en plat principal ou avec une viande rouge rôtie.

-Idée menu-

Salade de concombre au crabe
Chou-fleur sauce aurore
Fromage de chèvre
Tarte au fromage blanc maison

Info cœur

Les sauces ne vous sont pas interdites, il suffit d'en maîtriser la composition ! Sur une base d'huile végétale (pour les vinaigrettes), de lait écrémé ou de soja (pour la béchamel), ou encore de légumes (tomates, champignons…), vous réaliserez des sauces délicieuses, légères et adaptées à votre régime.

Tomates à la provençale

Préparation : 20 mn
Cuisson : 20 mn
Repos : 15 mn

160 KCAL/PORTION

pour 4 personnes

8 tomates moyennes
4 gousses d'ail
5 brins de persil
1 brin de thym
4 c. à s. de chapelure
4 c. à s. d'huile d'olive
Sel, poivre

- Préchauffez le four à 210 °C (th. 7).
- Lavez les tomates, coupez-les en deux. Salez-les copieusement, puis retournez-les sur un plat pour qu'elles dégorgent. Laissez reposer ainsi 15 mn.
- Ensuite, pressez-les légèrement entre vos mains pour qu'elles rendent leur eau de constitution. Rangez-les dans un plat allant au four, face coupée vers le haut.
- Épluchez l'ail, lavez le persil. Hachez-les finement et mettez-les dans un bol. Salez, poivrez, ajoutez la chapelure et le thym effeuillé. Répartissez ce mélange sur les tomates. Arrosez d'un filet d'huile et faites cuire 15 à 20 mn à four chaud.
- Servez avec une volaille, du lapin ou du poisson.

INFO CŒUR

Les vertus de l'ail sont connues depuis l'Antiquité : anti-infectieux, il fluidifie le sang, favorisant une bonne circulation. Les études scientifiques ont démontré ce que l'on savait empiriquement depuis toujours. Donc pas d'hésitation : consommez régulièrement de l'ail, cru de préférence !

-IDÉE MENU-

Taboulé
Râble de lapin à la moutarde
Tomates à la provençale
Yaourt à 0 % MG aux fruits

Ratatouille aux épices

Préparation : 30 mn
Cuisson : 40 mn

85 KCAL/PORTION

pour 4 personnes

3 grosses tomates
2 courgettes
1 aubergine
1 poivron
1 oignon
1 gousse d'ail
1 brin de thym
1 feuille de laurier
2 pincées de ras-el-hanout (épices pour couscous)
2 c. à s. d'huile d'olive
Sel, poivre

- Lavez les courgettes, l'aubergine, le poivron et les tomates. Coupez-les en dés en éliminant les graines et pépins, mais sans les éplucher. Épluchez et émincez l'ail et l'oignon.

- Chauffez l'huile dans une cocotte à fond épais. Ajoutez tous les légumes sauf les tomates et l'ail. Faites revenir 5 mn à feu vif en remuant. Ajoutez les tomates, l'ail, le thym, le laurier et le ras-el-hanout, salez et poivrez. Mélangez, couvrez et laissez mijoter 35 mn à feu doux.

- La ratatouille peut être proposée froide, en entrée, ou chaude avec du poisson, du poulet, du porc, un gigot d'agneau bien dégraissé…

-Idée menu-

Ratatouille aux épices
Côte de porc filet grillée
Tomme allégée
Nectarine

Info cœur

Évitez d'éplucher les légumes chaque fois que c'est possible : la peau et la partie périphérique de la chair contiennent en abondance des fibres et des micronutriments protecteurs. Gagnez du temps et des vitamines en conservant la peau de la courgette, de l'aubergine, du concombre ou de la tomate !

Gratin de potiron

Préparation : 25 mn
Cuisson : 30 mn

160 KCAL/PORTION

pour 4 personnes

1 tranche de potiron de 1 kg environ
600 g de pommes de terre
1 briquette de crème de soja
4 c. à s. de chapelure
10 brins de ciboulette
Sel, poivre

- Préchauffez le cuit-vapeur.
- Épluchez les pommes de terre, lavez-les et coupez-les en dés de 2 cm de côté.
- Ôtez la peau et les graines du potiron. Passez-le sous l'eau fraîche et coupez-le en dés de mêmes dimensions. Faites cuire le tout 15 à 20 mn à la vapeur, puis égouttez soigneusement.
- Préchauffez le four à 180 °C (th. 6).
- Disposez les légumes dans le plat en les mélangeant. Saupoudrez de ciboulette ciselée, salez et poivrez. Versez la crème, répartissez la chapelure et passez 10 mn au four. Servez en plat principal pour un dîner léger, ou en accompagnement d'une viande poêlée ou rôtie.

INFO CŒUR

Le potiron est très léger en calories (15 kcal/100 g), il est similaire à la courgette par exemple. Particulièrement bien pourvu en caroténoïdes, il présente des vertus antioxydantes marquées. En soupe, en gratin ou en purée, c'est un légume à consommer régulièrement car bon marché et d'excellente qualité nutritionnelle.

-IDÉE MENU-

Soupe aux poireaux
Gratin de potiron
Yaourt à 0 % MG
Orange

Purée de potimarron

Préparation : 40 mn
Cuisson : 15 mn

85 KCAL/PORTION

pour 4 personnes

1 potimarron moyen ou 2 petits
1/2 verre de lait écrémé
1 pincée de cannelle
1 pincée de muscade
2 c. à s. de noisettes en poudre
Sel, poivre

- Préchauffez le cuit-vapeur.
- Épluchez le potimarron, coupez la chair en petits dés en ôtant les graines. Faites-le cuire 15 mn à la vapeur.
- Mettez le potimarron dans le bol du mixeur avec le lait chaud, la cannelle, la muscade, du sel et du poivre. Mixez quelques instants et versez dans le plat de service. Saupoudrez de noisettes en poudre et servez.
- Cette purée rappelant la saveur de la châtaigne se marie bien avec la pintade rôtie ou le porc grillé.

-IDÉE MENU-

Chou rouge vinaigrette
Rôti de porc filet au four
Purée de potimarron
Dessert caramel au soja

INFO CŒUR

Source de glucides complexes et pauvre en matières grasses, cette purée est parfaitement adaptée à votre régime. Le potimarron ayant une texture plus dense que celle du potiron, il n'est pas nécessaire d'ajouter de pommes de terre dans cette recette. Les noisettes peuvent être remplacées par des amandes ou des noix râpées.

Carottes à la cardamome

Préparation : 20 mn
Cuisson : 30 mn

130 KCAL/PORTION

pour 4 personnes
1,2 kg de carottes
2 échalotes
1 capsule de cardamome
2 c. à c. de miel
1 brin de thym
1 c. à s. d'huile d'olive
Sel, poivre

- Épluchez les carottes, lavez-les rapidement sous l'eau froide, puis coupez-les en rondelles fines. Épluchez et émincez les échalotes.
- Chauffez l'huile dans une petite cocotte à fond épais. Ajoutez les échalotes et les carottes. Faites revenir 5 mn à feu doux en remuant, sans laisser colorer. Ajoutez un demi-verre d'eau, la cardamome, le miel et le thym, salez et poivrez. Couvrez et laissez mijoter 25 mn à feu doux.
- Ôtez la cardamome et le thym avant de servir. Accompagnez de brochettes de poulet ou de bœuf, par exemple.

INFO CŒUR

Contrairement aux idées reçues, la carotte n'est pas très riche en sucre et elle ne fait pas grossir ! Ses apports en micronutriments protecteurs (bêtacarotène, vitamine C), en fibres anticholestérol et en potassium en font un légume incontournable, à consommer régulièrement, cru ou cuit.

-Idée menu-

Radis
Steak grillé
Carottes à la cardamome
Tarte maison aux quetsches

Courgettes à la menthe

Préparation : 20 mn
Cuisson : 25 mn

85 KCAL/PORTION

pour 4 personnes

5 courgettes moyennes
3 oignons nouveaux
3 brins de menthe fraîche
1 brin de thym
2 c. à s. d'huile d'olive
Sel, poivre

- Lavez les courgettes, ne les épluchez pas. Coupez-les en rondelles pas trop fines. Lavez les oignons, émincez-les finement. Passez la menthe sous l'eau, essorez-la et hachez les feuilles.
- Chauffez l'huile dans une cocotte à fond épais. Faites revenir les oignons et les courgettes 5 mn à feu doux en remuant, sans laisser colorer. Ajoutez la menthe et le thym, salez et poivrez. Couvrez la cocotte et laissez mijoter 20 mn à feu doux.
- Servez avec un poisson, une volaille ou du bœuf grillé.

-IDÉE MENU-

Salade de pommes de terre nouvelles
Brochettes de saumon au citron
Courgettes à la menthe
Yaourt à 0 % MG au miel

INFO CŒUR

La menthe, comme toutes les herbes fraîches (persil, ciboulette...), n'augmente pas l'apport calorique de vos plats, mais renforce la présence de vitamines antioxydantes et protectrices. Pour un plus en vitamines, saupoudrez le plat de menthe crue au moment de servir.

Oignons confits

Préparation : 20 mn
Cuisson : 35 mn

100 KCAL/PORTION

pour 4 personnes

2 bottes d'oignons nouveaux
4 c. à c. de miel
1 brin de romarin
20 g de margarine anticholestérol spécial cuisson
Sel, poivre

- Ôtez les tiges vertes des oignons (gardez-les pour assaisonner des crudités, par exemple) ainsi que les radicelles. Lavez les oignons, ne les coupez pas.

- Faites fondre la margarine dans une cocotte à fond épais. Faites dorer les oignons 10 mn à feu moyen en remuant. Ajoutez le miel, trois cuillerées à soupe d'eau et le romarin. Salez et poivrez, mélangez. Couvrez et laissez confire 25 mn à feu très doux. À la fin de la cuisson, faites réduire le jus, qui doit être sirupeux.

- Servez en accompagnement d'une viande grillée, en association avec des féculents.

INFO CŒUR

La saveur particulière des oignons est due à leur richesse en substances soufrées (comme l'ail et le poireau). Ces composés ont un effet antiseptique et protecteur. Leurs vertus diurétiques et le potassium qu'ils contiennent contribuent à équilibrer la pression artérielle.

-IDÉE MENU-

Carottes râpées
Grillade de porc
Oignons confits, pommes vapeur
Clafoutis maison

Champignons à la crème

Préparation : 20 mn
Cuisson : 25 mn

90 KCAL/PORTION

pour 4 personnes

1 kg de champignons de Paris
2 échalotes
5 brins de persil frisé
10 cl de crème allégée à 15 % MG
1 c. à s. de margarine anticholestérol
Sel, poivre

- Lavez rapidement les champignons sous l'eau froide. Ôtez le pied sableux, puis émincez-les finement. Épluchez et émincez les échalotes.
- Faites fondre la margarine dans une large poêle anti-adhésive. Faites sauter les échalotes et les champignons 10 mn à feu vif en remuant. Salez, poivrez, versez la crème et laissez mijoter 15 mn à feu doux.
- Servez avec du persil haché. Les champignons accompagnent aussi bien les viandes blanches que les poissons.

-Idée menu-

Salade de lentilles
Tranche de colin poêlée
Champignons à la crème
Mangue fraîche

Info cœur

En saison, utilisez des champignons sauvages : girolles, bolets, cèpes, morilles… Leur apport énergétique reste très modéré, mais ils sont encore plus concentrés en minéraux et en oligoéléments que les champignons de Paris. La girolle contient, de plus, des carotènes protecteurs.

Endives au caramel

Préparation : 20 mn
Cuisson : 40 mn

100 KCAL/PORTION

pour 4 personnes

8 endives moyennes
Jus de 1 citron
4 c. à c. de sucre en poudre
1 brin de thym
4 c. à s. de margarine anticholestérol spécial cuisson
Sel, poivre

- Ôtez les feuilles abîmées des endives, creusez légèrement la base, puis passez-les sous l'eau froide. Coupez-les en quatre dans le sens de la hauteur et arrosez-les de jus de citron.

- Faites fondre la margarine dans une cocotte à fond épais. Faites revenir les endives 5 mn à feu doux en les retournant délicatement. Rangez-les les unes contre les autres, saupoudrez de sucre, salez légèrement et poivrez. Ajoutez le thym et trois cuillerées à soupe d'eau. Couvrez la cocotte et laissez confire environ 35 mn à feu très doux. Si les endives caramélisent trop vite, ajoutez un peu d'eau et faites évaporer en fin de cuisson.

- Servez en accompagnement d'une volaille ou d'une viande rouge.

INFO CŒUR

Le sucre est facultatif dans cette recette, il permet simplement d'obtenir une caramélisation uniforme. Confites sans ajout de sucre, les endives seront néanmoins dorées et fondantes. Une portion d'endives apporte l'équivalent d'un morceau de sucre, ce qui est pratiquement négligeable.

-Idée menu-

Salade mexicaine
Rosbif au four
Endives au caramel
Charlotte aux pommes maison

Épinards à la crème et aux croûtons

Préparation : 20 mn
Cuisson : 20 mn

185 KCAL/PORTION

pour 4 personnes

1 kg d'épinards en branches surgelés
4 petites tranches de pain de mie
2 gousses d'ail
1 pincée de muscade
20 cl de crème de soja
1 c. à s. d'huile d'olive
Sel, poivre

- Faites cuire les épinards 10 à 15 mn dans très peu d'eau bouillante salée (ou comme indiqué sur l'emballage). Égouttez-les parfaitement lorsqu'ils sont cuits, puis mettez-les dans le plat de service. Assaisonnez de sel, de poivre, de muscade et de crème. Mélangez bien et réservez au chaud (ou réchauffez au four à micro-ondes au moment de servir).

- Épluchez les gousses d'ail. Passez les tranches de pain de mie au grille-pain afin qu'elles soient dorées et croustillantes. Frottez-les d'ail, badigeonnez-les d'huile avec un pinceau et coupez-les en petits dés.

- Disposez les croûtons sur les épinards très chauds et servez. Idéal avec une escalope de veau ou un poulet rôti.

-Idée menu-

Cuisse de poulet au four (sans peau)
Épinards à la crème et aux croûtons
Yaourt au soja
Clémentines

Info cœur

Attention aux croûtons du commerce, qui sont particulièrement gras et salés. Préférez les faire vous-même : cela prend très peu de temps ! En suivant la recette, vous obtenez des croûtons plus digestes (car la matière grasse est crue) et riches en éléments protecteurs grâce à l'ail frais.

Brocolis à l'huile d'olive

Préparation : 15 mn
Cuisson : 15 mn

110 KCAL/PORTION

pour 4 personnes

2 petits brocolis
1 citron
1 gousse d'ail
3 c. à s. d'huile d'olive
Sel, poivre

- Préchauffez le cuit-vapeur.
- Lavez les brocolis, coupez-les en fleurettes. Faites-les cuire environ 15 mn à la vapeur et gardez-les au chaud.
- Pendant la cuisson des brocolis, épluchez et émincez l'ail, pressez le citron. Mélangez l'huile, le jus de citron et l'ail, salez et poivrez. Disposez les brocolis dans le plat de service et nappez-les de sauce.
- Servez tiède, en accompagnement d'un poisson, d'une viande blanche ou d'une grillade.

INFO CŒUR

Le brocoli est un légume à consommer régulièrement : léger en calories, il est particulièrement concentré en carotène, en vitamine C et en acide folique. Son rôle protecteur a été démontré par de nombreuses études : un légume à consommer plusieurs fois par semaine sans hésitation !

-Idée menu-

Melon
Espadon grillé
Brocolis à l'huile d'olive
Flan maison

Poireaux béchamel

Préparation : 25 mn
Cuisson : 25 mn

150 KCAL/PORTION

pour 4 personnes
8 poireaux moyens
60 cl de lait écrémé
35 g de Maïzena
1 pincée de muscade
30 g de margarine anticholestérol pour tartines
Sel, poivre

- Préchauffez le cuit-vapeur.
- Ôtez les feuilles abîmées des poireaux, coupez le vert pour ne garder que la partie blanche, plus tendre (utilisez le vert pour réaliser un potage). Fendez les poireaux dans le sens de la longueur, lavez-les soigneusement sous l'eau froide, puis faites-les cuire 15 à 20 mn à la vapeur. Égouttez-les et gardez-les au chaud.
- Pendant la cuisson des poireaux, préparez la sauce. Dans une casserole, délayez la Maïzena et le lait froid. Mélangez bien, portez à ébullition et laissez cuire 1 mn en remuant. Hors du feu, ajoutez la margarine, salez et poivrez, assaisonnez de muscade et mélangez bien.
- Disposez les poireaux sur le plat de service, nappez de sauce et servez chaud. Les poireaux béchamel peuvent constituer la base d'un dîner léger, ou être servis en accompagnement d'un poisson vapeur ou d'une viande blanche.

-IDÉE MENU-
Concombre vinaigrette
Filet de perche vapeur
Poireaux béchamel
Semoule au lait

INFO CŒUR

Il n'y a pas de graisse cuite dans la sauce. Résultat : elle est plus digeste et adaptée à votre régime. Vous bénéficiez ainsi des vitamines et oméga-3 contenus dans la margarine. Vous pouvez préparer de la même façon des courgettes, des endives, des carottes, des fonds d'artichaut.

Paillassons de carottes et céleri

Préparation : 40 mn
Cuisson : 35 mn

200 KCAL/PORTION

pour 4 personnes

3 carottes
1/4 de céleri-rave
3 pommes de terre type bintje
1 oignon
4 c. à s. d'huile de pépins de raisin
Sel, poivre

- Épluchez le céleri, les carottes, les pommes de terre et l'oignon. Passez-les sous l'eau froide, puis râpez-les finement au robot. Mélangez-les dans un saladier, salez et poivrez.
- Réalisez douze ou seize palets de légumes en les pressant bien entre vos mains.
- Chauffez deux cuillerées d'huile dans une large poêle antiadhésive. Mettez-y la moitié des palets et faites-les cuire environ 8 mn sur chaque face. Disposez-les dans un plat sur du papier absorbant. Faites cuire les palets restants de la même façon.
- Servez bien chaud, en plat principal avec une salade ou en accompagnement d'une volaille.

INFO CŒUR

On peut alléger cette recette en faisant cuire les paillassons au four, simplement badigeonnés d'huile au pinceau. Faites-les cuire 35 mn à 150/180 °C (th. 5/6) sur une plaque antiadhésive. Couvrez-les d'une feuille de papier d'aluminium s'ils colorent trop vite.

-IDÉE MENU-

Bouillon aux vermicelles
Paillassons de carottes et céleri
Scarole vinaigrette
Salade de fruits

Mayonnaise sans œuf

Préparation : 10 mn
Sans cuisson

140 KCAL/PORTION

pour 4 personnes

4 c. à s. de moutarde forte
1/2 verre d'huile de colza (6 cl)
1 brin d'estragon
Jus de 1 citron
Sel, poivre

- Versez la moutarde dans un petit bol. Salez, poivrez, travaillez avec une spatule en bois en ajoutant très progressivement l'huile. La sauce monte comme une mayonnaise fluide.
- Ajoutez quelques gouttes de jus de citron et de l'estragon ciselé. Servez sans attendre.

Idées d'association

Servir bien froid avec crudités, thon au naturel, crevettes, reste de poulet rôti ou de rosbif...

Info cœur

Cette sauce, à mi-chemin entre une mayonnaise et une vinaigrette, ne contient pas d'œuf, donc pas de cholestérol, mais elle compte autant de calories qu'une sauce traditionnelle. Préparez-la au moment de passer à table, car elle est moins stable que la vraie mayonnaise.

Vinaigrette aux herbes

Préparation : 10 mn
Sans cuisson

75 KCAL/PORTION

pour 4 personnes
4 c. à c. de vinaigre à l'échalote
2 c. à c. de moutarde à l'ancienne
3 c. à s. d'huile de colza
1 échalote
2 brins de persil
3 brins de ciboulette
Sel, poivre

- Épluchez l'échalote, lavez les herbes et essorez-les. Hachez finement le tout.
- Mélangez la moutarde, le vinaigre, l'huile et une cuillerée à soupe d'eau. Salez, poivrez, ajoutez les herbes hachées.
- Mélangez et utilisez aussitôt.

INFO CŒUR

Légèrement coupée d'eau et riche en herbes aromatiques, cette vinaigrette est plus légère qu'une vinaigrette traditionnelle. Elle contient des oméga-3, bénéfiques pour le système cardio-vasculaire. Mais, attention, elle ne se conserve pas, à cause des herbes crues.

Idées d'association

Délicieuse avec la laitue, les endives, la scarole ou la frisée, les crudités (tomates, concombre, radis noir, chou blanc…).

Coulis de tomates au basilic

Préparation : 20 mn
Cuisson : 25 mn

65 KCAL/PORTION

pour 4 personnes

1,2 kg de tomates bien mûres
1 gousse d'ail
1 bouquet de basilic
2 c. à s. d'huile d'olive
Sel, poivre

- Portez à ébullition une grande casserole d'eau salée. Plongez-y les tomates lorsque l'eau bout et laissez cuire 3 mn. Égouttez les tomates, laissez-les tiédir, puis épluchez-les. Coupez-les en petits dés en éliminant une partie des graines.

- Épluchez l'ail, lavez et essorez le basilic. Chauffez l'huile dans une cocotte à fond épais. Faites dorer l'ail 3 mn à feu très doux. Ajoutez les tomates et cinq branches de basilic entières. Salez, poivrez et laissez mijoter 20 mn à feu doux sans couvrir. Ôtez le basilic quand la sauce est cuite.

- Hachez le reste du basilic. Incorporez-le au coulis au moment de servir.

Idées d'association

Une sauce légère qui accompagne les pâtes, le riz nature, la polenta, les poissons, les viandes blanches.

Info cœur

La tomate est riche en lycopène, un antioxydant assez peu répandu dans notre alimentation. N'hésitez donc pas à ajouter régulièrement un bon coulis de tomates maison aux féculents ou aux légumes. Pour augmenter la présence de fibres, n'épluchez pas les tomates et gardez toutes les graines.

Béchamel anticholestérol

Préparation : 10 mn
Cuisson : 15 mn

150 KCAL/PORTION

pour 4 personnes

70 cl de lait écrémé
60 g de margarine anticholestérol spécial cuisson
50 g de farine
1 pincée de muscade
Sel, poivre

- Faites fondre la margarine à feu très doux. Ajoutez la farine, mélangez et laissez cuire 2 mn sans colorer. Versez le lait, mélangez avec un fouet et portez à ébullition. Laissez cuire 10 mn à feu doux en remuant sans arrêt.
- Lorsque la sauce est cuite, salez, poivrez et parfumez de muscade.

INFO CŒUR

Une sauce vraiment adaptée à votre régime : elle ne contient aucune matière grasse animale. N'ajoutez ni crème ni fromage râpé. Si vous souhaitez l'enrichir, optez pour une touche de crème de soja 100 % végétale.

Idées d'association

Cette béchamel, très proche de la béchamel classique, permet de réaliser les gratins de chou-fleur, d'endives, de napper les épinards, les carottes Vichy…

Sauce au fromage blanc

Préparation : 15 mn
Sans cuisson

50 KCAL/PORTION

pour 4 personnes
200 g de fromage blanc à 0% MG
1 petit oignon blanc
5 brins de persil
3 c. à c. de moutarde forte
2 c. à c. d'huile d'olive
Sel, poivre

- Épluchez l'oignon, lavez et essorez le persil. Hachez-les finement. Fouettez le fromage blanc, la moutarde et l'huile. Salez et poivrez. Ajoutez les herbes et mélangez.
- Servez ou placez au frais (2 h maximum).

Idées d'association

Déguster cette sauce bien froide avec des crudités (concombre, tomates, céleri...), un artichaut tiède ou des asperges. Elle accompagne aussi le poisson froid et les grillades.

Info cœur

Le fromage blanc et les yaourts à 0% MG permettent de réaliser des sauces légères pour les crudités et les grillades. Ne vous en privez pas, car ces sauces sont source de calcium et de micronutriments protecteurs grâce aux herbes fraîches.

Sauce marchand de vin

Préparation : 15 mn
Cuisson : 20 mn

70 KCAL/PORTION

pour 4 personnes

2 verres de vin rouge corsé
3 échalotes
3 brins de persil
1 brin de thym
1 c. à s. rase de Maïzena
30 g de margarine anticholestérol spécial cuisson
Sel, poivre

- Épluchez les échalotes, lavez et essorez le persil. Émincez-les séparément, pas trop finement.
- Faites fondre la margarine à feu doux dans une petite casserole à fond épais. Ajoutez les échalotes, laissez dorer 3 mn à feu doux en remuant. Saupoudrez de Maïzena, mélangez, puis versez le vin et un demi-verre d'eau. Mélangez à nouveau. Salez, poivrez, ajoutez le thym et la moitié du persil. Couvrez et laissez mijoter 15 mn à feu doux.
- Avant de servir, ôtez le thym et saupoudrez du reste de persil.

INFO CŒUR

Ne craignez pas la présence d'alcool dans cette sauce : il s'évapore totalement à la cuisson. Seuls les arômes restent dans la sauce, pas les calories !

Idées d'association

Servir cette sauce très chaude (elle se réchauffe facilement dans la casserole ou au four à micro-ondes) avec une viande rouge grillée ou rôtie.

Sauce à l'échalote et au vin blanc

Préparation : 15 mn
Cuisson : 20 mn

90 KCAL/PORTION

pour 4 personnes

3 échalotes
2 verres de vin blanc sec
1 brin d'estragon
20 g de Maïzena
4 c. à s. de crème allégée à 15 % MG
30 g de margarine anticholestérol
Sel, poivre

- Épluchez et hachez finement les échalotes. Faites fondre la margarine dans une petite casserole à fond épais. Ajoutez les échalotes et laissez-les dorer à feu doux 5 mn en remuant.
- Saupoudrez de Maïzena, mélangez, puis versez le vin blanc. Mélangez à nouveau, ajoutez le brin d'estragon entier et laissez cuire 10 mn à feu très doux. Ôtez l'estragon et ajoutez la crème. Salez et poivrez.
- Réchauffez 3 mn à feu doux et servez.

Idées d'association

Cette sauce, qui doit être servie bien chaude, accompagne les poissons à la vapeur ou grillés, ainsi que les viandes blanches.

Info cœur

Une sauce onctueuse et pleine de saveur qui vous fera oublier que vous êtes au régime ! Peu calorique, elle peut accompagner régulièrement vos poissons et viandes blanches. Vous pouvez remplacer la crème à 15 % MG par une crème à 5 % ou une crème de soja.

Guacamole

Préparation : 15 mn
Sans cuisson

165 KCAL/PORTION

pour 4 personnes

2 avocats bien mûrs
Jus de 1 citron vert
2 oignons blancs
1 gousse d'ail
1 pincée de piment
2 c. à s. de fromage blanc à 0% MG
2 c. à s. d'huile d'olive
Sel, poivre

- Épluchez les avocats, coupez-les en dés et mettez-les dans le bol du mixeur avec le jus du citron vert. Épluchez et émincez la gousse d'ail et les oignons. Ajoutez-les au contenu du bol. Ajoutez également le fromage blanc, l'huile, du sel, du poivre et une belle pincée de piment.

- Mixez quelques instants pour obtenir un mélange bien homogène. Versez dans un petit bol, couvrez de film étirable et réservez au frais jusqu'au moment du repas.

- Évitez de conserver cette sauce plus de 2 h, car elle s'oxyde facilement.

INFO CŒUR

L'avocat est adapté à votre régime, car il contient des matières grasses de bonne qualité (acides gras mono-insaturés). Il est de plus très concentré en vitamines et en minéraux indispensables à la santé cardio-vasculaire (vitamine E, potassium, carotène…). Vous pouvez donc en prévoir de temps en temps dans vos menus.

IDÉES D'ASSOCIATION

Le guacamole est délicieux avec les bâtonnets de légumes, mais également avec les volailles rôties, chaudes ou froides, ou les poissons.

Pâte à tarte sans beurre

Préparation : 25 mn
Cuisson : 35 mn
Repos : 2 h

240 À 355 KCAL/ PORTION

pour 4 à 6 personnes

250 g de farine
125 g de margarine anticholestérol spécial cuisson
Sel

- Versez la farine dans un saladier assez large. Ajoutez la margarine coupée en petits dés et une pincée de sel. Travaillez la pâte du bout des doigts afin d'obtenir un « sable » grumeleux. Ajoutez un demi-verre d'eau tiède et mélangez très rapidement sans travailler la pâte, car elle deviendrait dure une fois cuite. Formez une boule, entourez-la de film étirable et laissez reposer au frais au moins 2 h.

- Au moment de préparer votre tarte (salée ou sucrée), étalez la pâte, garnissez-en un moule de 22 à 25 cm de diamètre et piquez le fond avec une fourchette. Ajoutez les ingrédients de votre choix et faites cuire 35 mn à 180 °C (th. 6).

Idées d'association

Cette pâte permet de réaliser des tartes aux fruits ainsi que des quiches aux légumes. En la sucrant, on peut faire de délicieux sablés.

Info cœur

Une margarine riche en oméga-3 est très facile à travailler, car sa texture est molle même à la sortie du réfrigérateur. Son goût est agréable, et votre tarte aura du succès auprès de tous vos convives… avec un bénéfice santé utile pour tous !

Gâteau au yaourt

Préparation : 25 mn
Cuisson : 25 mn

300 KCAL/PORTION

pour 6 personnes

1 yaourt à 0 % MG nature ou au soja (le pot sert de verre doseur)
3 pots de farine
2/3 de pot de sucre roux
1 pot d'huile de pépins de raisin
2 œufs
1 sachet de sucre vanillé
1 sachet de levure alsacienne
1 citron non traité
1 pincée de sel

- Préchauffez le four à 150 °C (th. 5).
- Lavez le citron sous l'eau très chaude. Râpez le zeste avec une râpe très fine.
- Versez le contenu du yaourt dans un bol. Utilisez le pot comme mesure pour les autres ingrédients.
- Versez la farine dans un saladier. Ajoutez le sel, la levure et mélangez. Versez le sucre roux et le sucre vanillé. Faites un puits au centre, ajoutez les œufs, le yaourt et l'huile. Mélangez avec une spatule afin d'obtenir une pâte lisse et homogène. Ajoutez le zeste de citron.
- Mélangez et versez la pâte dans un moule à manqué ou à cake antiadhésif (Tefal ou silicone). Enfournez pour 35 mn. Vérifiez la cuisson avec la pointe d'un couteau et laissez le gâteau tiédir avant de le démouler.

INFO CŒUR

Si le gâteau est partagé entre six ou huit convives, négligez l'apport en œuf sur votre ration hebdomadaire. Si vous consommez plusieurs parts (au goûter, puis au petit déjeuner le lendemain, par exemple), pensez à ne pas intégrer d'œuf dans vos menus.

-Idée menu-

Escalope de veau poêlée
Jardinière de légumes
Gâteau à l'huile
Compote d'abricots

Clafoutis au lait de soja

Préparation : 30 mn
Cuisson : 35 mn

210 KCAL/PORTION

pour 6 personnes
700 g de quetsches
40 cl de lait de soja à la vanille
75 g de farine
1 œuf entier + 2 blancs d'œufs
20 g de poudre d'amandes
50 g de sucre
1/2 sachet de levure alsacienne
30 g de margarine anticholestérol spécial cuisson

- Préchauffez le four à 150/180 °C (th. 5/6).
- Coupez les prunes en deux, dénoyautez-les. Rangez-les dans un plat en céramique allant au four.
- Versez la farine, la poudre d'amandes et la levure dans un saladier. Mélangez, puis ajoutez l'œuf entier, les blancs d'œufs et le lait de soja. Mélangez avec un fouet.
- Versez ce mélange sur les prunes. Saupoudrez de sucre, ajoutez de petits copeaux de margarine sur la surface et enfournez pour 35 mn. Servez tiède, sans démouler.

-Idée menu-

Carottes râpées
Filet de perche en papillote
Ratatouille et riz
Clafoutis au lait de soja

INFO CŒUR

La plupart des préparations vanillées à base de soja sont sucrées. Il est donc inutile d'ajouter du sucre. Si vous utilisez du soja nature ou sans sucre, ajoutez 75 g de sucre roux dans le mélange.

Crêpes aux pommes sautées

Préparation : 40 mn
Cuisson : 50 mn
Repos : 2 h

315 KCAL/PORTION

pour 4 personnes

180 g de farine
50 cl de lait écrémé
1 œuf
20 g de sucre roux
2 grosses pommes
1 sachet de sucre vanillé
40 g de margarine anticholestérol spécial cuisson
1 c. à s. d'huile de pépins de raisin
Cannelle, sel

- Versez la farine dans un saladier. Ajoutez le lait, l'œuf, 20 g de margarine fondue au four à micro-ondes, une pincée de sel et le sucre roux. Mélangez avec un fouet à main. Couvrez et laissez reposer 2 h au réfrigérateur.

- Pendant que la pâte repose, préparez la garniture. Épluchez les pommes, coupez-les en tranches fines en prenant soin d'ôter la partie centrale. Faites fondre le reste de margarine dans une large poêle antiadhésive. Mettez-y les pommes, une pincée de cannelle et le sucre vanillé. Laissez cuire 10 mn à feu moyen en remuant, puis laissez tiédir.

- Huilez très légèrement une crêpière avec un pinceau. Faites cuire huit crêpes à feu moyen, 2 mn sur chaque face. Gardez-les au chaud. Garnissez-les de pommes sautées et servez chaud.

INFO CŒUR

Graissez la poêle avec un pinceau ou avec du papier absorbant trempé dans l'huile. Préférez une huile qui résiste bien à la cuisson (tournesol ou pépins de raisin), car la poêle doit être bien chaude pour saisir la pâte.

-Idée menu-

Melon
Poulet à la broche (sans peau)
Haricots verts persillés
Crêpes aux pommes sautées

Pancakes au miel

Préparation : 20 mn
Cuisson : 1 h

280 KCAL/PORTION

pour 6 personnes

250 g de farine
30 cl de lait écrémé
1 œuf
20 g de sucre roux
1 sachet de levure alsacienne
60 g de miel
Jus de 1 citron
40 g d'amandes effilées
20 g de margarine anticholestérol spécial cuisson
1 c. à s. d'huile de pépins de raisin
1 pincée de sel

- Versez la farine dans un saladier. Ajoutez le sel, le sucre et la levure, mélangez. Ajoutez l'œuf, le lait et la margarine fondue, mélangez.
- Huilez légèrement une petite poêle à blinis antiadhésive. Faites cuire les pancakes à feu moyen, 3 à 4 mn sur chaque face. Gardez-les au chaud.
- Versez le miel dans un bol, diluez-le avec deux cuillerées à soupe de jus de citron. Faites dorer les amandes 5 mn à feu très doux dans une petite poêle en remuant, sans ajouter de matière grasse.
- Disposez les pancakes chauds sur les assiettes de service. Nappez de miel au citron et décorez avec des amandes.

-Idée menu-

Salade de crudités au thon
Coupe de fruits rouges
Pancake au miel

INFO CŒUR

Pour un « plus » santé, remplacez la moitié de la farine par de la farine complète. Les pancakes auront une saveur légèrement plus prononcée et ils seront plus riches en fibres et en minéraux.

Soupe de cerises

Préparation : 30 mn
Cuisson : 20 mn

165 KCAL/PORTION

pour 4 personnes

1 kg de cerises mûres
1 orange
1 sachet de sucre vanillé
1 pincée de cannelle
2 brins de menthe
Poivre du moulin

- Ouvrez les cerises en deux, dénoyautez-les. Mettez-les dans une casserole antiadhésive ou émaillée. Pressez l'orange, versez le jus dans la casserole. Ajoutez le sucre, la cannelle, un tour de moulin à poivre et la menthe. Couvrez et laissez mijoter 20 mn à feu très doux.
- Laissez tiédir, ôtez la menthe et répartissez dans quatre coupes.
- Servez à température ambiante.

INFO CŒUR

Ne vous privez pas de cerises : c'est un fruit excellent pour la santé ! Source de polyphénols, de carotène et de fibres, la cerise a un effet diurétique bénéfique pour le système cardio-vasculaire. Ne craignez pas sa richesse en sucre, qui ne pose pas de problème dans le cadre d'une consommation raisonnable (150 g par portion).

-Idée menu-

Hachis parmentier maison
Salade verte
Yaourt à 0 % MG nature
Soupe de cerises

Sablés diététiques

Préparation : 40 mn
Cuisson : 10 mn
Repos : 1 h

215 KCAL/PORTION

pour 6 personnes

300 g de farine (+ une poignée pour le plan de travail)
150 g de margarine anticholestérol spécial cuisson
100 g de sucre roux
80 g de noisettes en poudre
1/2 sachet de levure alsacienne
1 blanc d'œuf
1/2 verre de lait demi-écrémé
1 pincée de sel

- Préchauffez le four à 150/180 °C (th. 5/6).
- Mettez la farine, le sucre, la levure, les noisettes et le sel dans un saladier. Mélangez et ajoutez la margarine en flocons. Travaillez les ingrédients avec les mains pour obtenir un « sable » épais. Ajoutez le blanc d'œuf légèrement battu à la fourchette. Amalgamez rapidement l'ensemble et formez une boule. Laissez reposer 1 h au frais, emballé dans du film étirable.
- Farinez le plan de travail, étalez la pâte au rouleau et découpez-la avec un emporte-pièce. Disposez au fur et à mesure les biscuits sur une plaque à pâtisserie antiadhésive. Badigeonnez-les de lait avec un pinceau. Enfournez pour 10 mn environ. Laissez les biscuits refroidir sur une grille et dégustez-les froids.

-Idée menu-

Filet mignon en cocotte
Purée de céleri
Pomme au four
Sablés diététiques

Info cœur

Une alternative aux galettes bretonnes, trop riches en beurre pour votre régime ! Les sablés que vous obtiendrez seront dorés et croustillants. Vous pouvez les servir à vos invités sans aucune crainte : tout le monde se régalera ! Conservez-les dans une boîte hermétique si vous les préparez d'avance.

Muffins aux fruits secs

Préparation : 25 mn
Cuisson : 20 mn

240 KCAL/PORTION

pour 8 personnes

200 g de farine
50 g de raisins secs
50 g de figues sèches
50 g de dattes sèches
50 g de cerneaux de noix
60 g de sucre en poudre
100 g de margarine anticholestérol
1 œuf entier + 2 blancs d'œufs
1 sachet de levure
1 pincée de sel

- Préchauffez le four à 150/180 °C (th. 5/6).
- Coupez les dattes et les figues en petits dés. Concassez les noix.
- Mettez dans un saladier l'œuf entier et les blancs d'œufs, la margarine et le sucre. Travaillez avec une spatule pour obtenir un mélange homogène. Ajoutez progressivement la farine additionnée du sel et de la levure.
- Travaillez la pâte quelques instants, puis ajoutez tous les fruits secs. Versez dans des petits moules individuels à cake ou à muffin. Enfournez pour 20 mn. Vérifiez la cuisson avec une lame de couteau.
- Laissez les gâteaux tiédir avant de les démouler.

Info cœur

Des muffins bien pourvus en fibres grâce à la présence de fruits secs. Ils apportent également des minéraux (dont du potassium, équilibrant) et des glucides lentement assimilés. Riches en énergie, ils sont adaptés à une journée d'activité physique intense (jardinage, randonnée, natation…).

-Idée menu-

Concombre au yaourt
Escalope de porc
Endives vapeur
Muffin aux fruits secs

Coupe de fraises « chantilly »

Préparation : 30 mn
Sans cuisson

160 KCAL/PORTION

pour 4 personnes

800 g de fraises
1 verre de jus de raisin
1/2 briquette de crème de soja (10 cl)
1 sachet de sucre vanillé
1 brin de menthe

- Placez la briquette de crème de soja au congélateur.

- Rincez rapidement les fraises sous l'eau fraîche, sans les laisser tremper. Équeutez-les et coupez-les en deux ou en quatre selon leur taille. Mettez-les dans un saladier, ajoutez la menthe effeuillée et le jus de raisin. Mélangez, couvrez de film étirable et laissez en attente.

- Versez la crème dans un saladier à bord assez haut. Ajoutez le sucre vanillé. Fouettez la crème en chantilly avec un fouet électrique. Arrêtez de battre dès que la crème est épaisse et aérée.

- Répartissez les fraises dans quatre coupes. Décorez de crème et servez immédiatement.

-IDÉE MENU-

Salade de tomates au basilic
Brochettes de bœuf
Pommes de terre sous la cendre
Coupe de fraises « chantilly »

INFO CŒUR

La « chantilly » obtenue est très mousseuse, mais elle tient moins bien que la vraie. C'est cependant une excellente alternative, car sa saveur est agréable. Elle permet d'agrémenter les desserts sans apport de cholestérol ou de matières grasses saturées.

Tarte aux pommes et aux noisettes

Préparation : 35 mn
Cuisson : 35 mn

335 KCAL/PORTION

pour 6 personnes

1 pâte à tarte sans beurre
4 belles pommes type canada
75 g de noisettes entières
35 g de vergeoise

- Préchauffez le four à 180 °C (th. 6).
- Étalez la pâte, garnissez-en un moule de 25 cm de diamètre. Piquez le fond avec une fourchette et mettez-le au réfrigérateur pendant la préparation des pommes.
- Faites dorer les noisettes dans une poêle antiadhésive, sans ajouter de matière grasse. Laissez-les tiédir et concassez-les grossièrement.
- Épluchez les pommes et coupez-les en tranches fines en prenant soin d'ôter la partie centrale. Garnissez la pâte de pommes en les rangeant en rosace. Saupoudrez de noisettes, puis de vergeoise. Enfournez pour 35 mn.
- Servez tiède.

INFO CŒUR

Ne vous privez pas d'une bonne tarte aux pommes : il suffit de réaliser la pâte vous-même et de ne pas forcer sur le sucre. Si vous les appréciez, ajoutez des fruits secs (noisettes, amandes…), source d'acides gras insaturés. En revanche, évitez la crème fraîche ou les crèmes à base d'œufs.

-Idée menu-

Salade d'endives, dés de tomme
Cabillaud au citron
Carottes Vichy
Tarte aux pommes et noisettes

Mousse au chocolat noir

Préparation : 20 mn
Sans cuisson
Repos : 2 h

175 KCAL/PORTION

pour 4 personnes

120 g de chocolat noir à 46 % de cacao
2 c. à s. de crème allégée
2 blancs d'œufs
1 orange
Feuilles de menthe
1 pincée de sel

- Lavez l'orange sous l'eau chaude. Râpez une cuillerée à café de zeste avec une petite râpe.
- Cassez le chocolat dans un bol, ajoutez la crème. Chauffez 1 mn 30 au four à micro-ondes. Lissez le chocolat fondu avec une spatule, puis ajoutez le zeste d'orange. Laissez tiédir.
- Montez les blancs d'œufs en neige très ferme en les additionnant d'une petite pincée de sel. Incorporez-les très délicatement au chocolat fondu. Versez dans quatre coupes, couvrez de film étirable et réservez au frais 2 h environ.
- Servez bien frais, décoré avec des feuilles de menthe.

-Idée menu-

Chou rouge vinaigrette
Saumonette au citron
Pommes vapeur
Mousse au chocolat noir

Info cœur

Le chocolat noir est une gourmandise autorisée dans votre régime. Évitez en revanche le chocolat au lait ou le chocolat blanc, qui contiennent trop de matières grasses laitières. La mousse est ici réalisée sans jaunes d'œufs, remplacés par un peu de crème allégée.

Cheesecake aux poires

Préparation : 30 mn
Cuisson : 30 mn

200 KCAL/PORTION

pour 6 personnes

250 g de fromage blanc à 0 % MG
3 poires mûres
1 œuf + 1 blanc d'œuf
75 g de farine
50 g de sucre roux
1 sachet de sucre vanillé
1/2 sachet de levure alsacienne
20 g de margarine anticholestérol spécial cuisson

- Préchauffez le four à 150 °C (th. 5).
- Mettez le fromage blanc dans un saladier. Ajoutez l'œuf entier et le blanc, le sucre roux et le sucre vanillé. Mélangez bien avec une spatule. Versez au centre la farine additionnée de la levure et continuez à mélanger sans faire de grumeaux.
- Épluchez les poires et coupez-les en tranches fines, en prenant soin d'ôter la partie centrale. Rangez-les dans un plat à gratin et versez le mélange au fromage blanc dessus. Répartissez la margarine en petits flocons à la surface et enfournez pour 30 mn.
- Servez tiède, sans démouler.

Info cœur

Les entremets se différencient des gâteaux par leur richesse en lait, en fruits ou en fromage blanc. Contenant peu de matières grasses et de farine, ils sont toujours plus légers que les gâteaux. Privilégiez-les si vous surveillez votre ligne.

-Idée menu-

Salade de pois chiches
Filet de limande poêlé
Blettes persillées
Cheesecake aux poires

Bananes aux épices en papillote

Préparation : 15 mn
Cuisson : 20 mn

160 KCAL/PORTION

pour 4 personnes

4 bananes
1 citron vert
20 g de sucre roux
1 pincée de cannelle
1 pincée de poivre
1 gousse de vanille
1 pincée de muscade
20 g de margarine anticholestérol spécial cuisson
Papier sulfurisé

- Préchauffez le four à 180 °C (th. 6).
- Coupez quatre carrés de papier sulfurisé de 25 cm de côté environ.
- Pressez le citron vert. Ouvrez la gousse de vanille dans le sens de la longueur et grattez l'intérieur pour récupérer les graines. Mettez la cannelle, le poivre, les graines de vanille, la muscade et le sucre dans un petit bol. Ajoutez la margarine molle mais non fondue, travaillez l'ensemble avec une cuillère.
- Épluchez les bananes. Disposez-les sur les feuilles de papier sulfurisé. Étalez une noisette de mélange aux épices sur chaque banane et arrosez de jus de citron. Fermez les papillotes en repliant le papier. Mettez les papillotes dans un plat allant au four et faites cuire 20 mn.
- Servez tiède.

-Idée menu-

Tomates au fromage frais
Poulet au curry
Riz basmati
Banane aux épices en papillote

Info cœur

La banane est un fruit très bien pourvu en potassium et en magnésium, deux minéraux indispensables au système cardio-vasculaire. Vous pouvez en consommer deux ou trois par semaine sans problème. Ne craignez pas son apport en calories : il reste modeste, avec 100 à 120 kcal pour un fruit moyen.

Petites crèmes vanille-cannelle

Préparation : 20 mn
Cuisson : 20 mn
Repos : 20 mn

155 KCAL/PORTION

pour 4 personnes
75 cl de lait écrémé
50 g de sucre roux
40 g de farine
20 g de margarine anticholestérol
1 citron jaune non traité
1 pincée de cannelle
1 gousse de vanille

- Préchauffez le gril du four.

- Lavez le citron sous l'eau chaude et prélevez quatre lamelles de zeste. Ouvrez la gousse de vanille en deux et grattez l'intérieur pour récupérer les graines.

- Versez le lait dans une casserole, ajoutez les zestes de citron, la vanille, la cannelle et 40 g de sucre. Portez à ébullition, ôtez du feu, couvrez et laissez infuser 20 mn.

- Filtrez le lait. Versez la farine dans un grand bol. Ajoutez le lait et mélangez. Remettez le mélange dans la casserole et portez à ébullition en fouettant avec un fouet à main. Laissez cuire 10 mn à feu doux en remuant.

- Versez la crème dans quatre ramequins allant au four. Saupoudrez du reste de sucre et répartissez quelques copeaux de margarine à la surface. Faites dorer au four 5 à 10 mn, le temps que les crèmes caramélisent.

- Servez tiède ou froid.

INFO CŒUR

Une variante de la crème catalane que vous pouvez consommer régulièrement car elle ne contient pas d'œuf.

-IDÉE MENU-
Gaspacho
Crevettes à la tomate
Riz aux courgettes
Crème vanille-cannelle

Mangues tièdes aux pistaches

Préparation : 20 mn
Cuisson : 15 mn

190 KCAL/PORTION

pour 4 personnes

2 belles mangues pas trop mûres
1 sachet de sucre vanillé
50 g de pistaches non salées
20 g de margarine anticholestérol spécial cuisson

- Épluchez les mangues et coupez la chair en tranches un peu épaisses.
- Concassez grossièrement les pistaches. Faites-les dorer 5 mn à feu doux dans une petite casserole anti-adhésive en remuant. Réservez sur une assiette.
- Faites fondre la margarine dans une large poêle anti-adhésive. Ajoutez les tranches de mangue. Faites-les dorer 3 mn sur chaque face en les retournant délicatement. Ajoutez le sucre et mélangez 2 mn à feu vif.
- Saupoudrez de pistaches et servez.

-Idée menu-

Saumon fumé, salade verte
Rôti de dinde aux champignons
Purée
Mangue tiède aux pistaches

INFO CŒUR

La pistache, comme toutes les graines oléagineuses, est conseillée dans votre régime. Elle contient des acides gras insaturés, qui favorisent l'équilibre de la cholestérolémie. Ses fibres et minéraux abondants sont également bénéfiques.

Compote d'abricots aux amandes

Préparation : 35 mn
Cuisson : 30 mn

175 KCAL/PORTION

pour 4 personnes
1 kg d'abricots mûrs
300 g d'amandes fraîches
1 brin de verveine
30 g de sucre roux

● Lavez les abricots et séchez-les sur un torchon propre. Coupez-les en deux et ôtez le noyau. Mettez-les au fur et à mesure dans une casserole émaillée ou antiadhésive. Ajoutez le sucre et le brin de verveine. Couvrez et faites cuire 20 mn à feu doux en remuant de temps en temps.

● Pendant la cuisson des abricots, épluchez les amandes. Cassez la coquille et débarrassez-les de la fine pellicule qui les entoure. Mettez-les dans la compote et faites cuire 5 à 10 mn à feu vif pour faire réduire.

● Versez dans une grande coupe, ôtez la verveine et laissez tiédir. Servez tiède ou frais.

INFO CŒUR

Les amandes fraîches sont présentes sur les marchés en mai-juin. Moins caloriques que les amandes sèches, elles ont une saveur particulièrement délicate. Elles contiennent des acides gras insaturés et de la vitamine E, protectrice du système cardio-vasculaire.

-IDÉE MENU-

Salade de crudités
Pizza maison au thon
Compote d'abricots aux amandes

Crumble aux prunes

Préparation : 25 mn
Cuisson : 30 mn

340 KCAL/PORTION

pour 4 personnes

700 g de quetsches
75 g de farine
75 g de flocons d'avoine
75 g de vergeoise
75 g de margarine anticholestérol

- Préchauffez le four à 180 °C (th. 6).
- Lavez les prunes et séchez-les sur un torchon propre. Coupez-les en deux et ôtez le noyau. Rangez-les dans un plat à gratin en les tassant avec le plat de la main.
- Mettez la farine, les flocons d'avoine et la vergeoise dans un saladier, mélangez. Ajoutez la margarine en petits morceaux. Mélangez les ingrédients du bout des doigts pour obtenir de gros grumeaux. Versez sur les prunes et tassez avec le plat de la main. Enfournez pour 30 mn.
- Servez tiède, sans démouler.

-Idée menu-

Frisée aux dés de feta
Filet de lieu au four
Tomates à la provençale
Crumble aux prunes

INFO CŒUR

Les flocons d'avoine, du fait de leur richesse en fibres spécifiques, ont un effet bénéfique sur le taux de cholestérol. N'hésitez pas à en ajouter régulièrement dans vos pâtes à gâteau (en remplacement d'une partie de la farine) ou à en consommer au petit déjeuner sous forme de porridge.

Salade d'agrumes

Préparation : 25 mn
Sans cuisson
Repos : 1 h

85 KCAL/PORTION

pour 4 personnes

2 pomelos roses
3 oranges
4 clémentines
20 g de sucre
3 brins de menthe fraîche
1 pincée de cannelle

- Épluchez les pomelos et les oranges à vif, en coupant l'écorce jusqu'à la chair avec un couteau tranchant. Coupez ensuite les quartiers un par un le long des cloisons en récupérant le jus qui s'écoule. Vous obtenez des « suprêmes », quartiers totalement dépourvus de peau.

- Mettez les quartiers dans un saladier au fur et à mesure, avec leur jus. Ajoutez les clémentines, le sucre, la cannelle et les feuilles de menthe fraîche. Mélangez délicatement.

- Couvrez de film étirable et placez au frais au moins 1 h avant le repas.

INFO CŒUR

Les agrumes sont des alliés de votre cœur : consommez-en régulièrement tout au long de l'année. Alternez oranges, clémentines, pomelos, et utilisez le jus de citron en assaisonnement. Vitamine C, caroténoïdes, fibres et polyphénols : ce sont de véritables cocktails santé !

-Idée menu-

Salade de carottes marinées
Couscous au poulet
Salade d'agrumes

Petites charlottes aux marrons

Préparation : 25 mn
Sans cuisson
Repos : 2 h

320 KCAL/PORTION

pour 4 personnes

16 biscuits type boudoir
200 g de crème de marrons
200 g de fromage blanc à 0 % MG
2 c. à c. de café soluble
2 feuilles de gélatine

- Faites tremper la gélatine 10 mn dans de l'eau froide, essorez-la.
- Versez le fromage blanc et la crème de marrons dans un saladier. Mélangez avec un fouet.
- Chauffez quatre cuillerées à soupe d'eau dans un bol au four à micro-ondes. Ajoutez la gélatine, mélangez bien et versez dans le fromage blanc aux marrons. Fouettez pour bien répartir la gélatine.
- Diluez le café dans une tasse d'eau tiède. Trempez les biscuits dedans, tapissez-en le fond et les côtés de quatre ramequins. Répartissez le mélange au fromage blanc dans les ramequins. Couvrez de film étirable et placez au frais pendant au moins 2 h.
- Servez très frais, démoulé sur une assiette.

-Idée menu-

Asperges vinaigrette
Aiguillettes de pintade sautées
Jardinière de légumes
Petite charlotte aux marrons

Info cœur

La crème de marrons contient du sucre, il est donc inutile d'en ajouter. Ce délicieux dessert de fête ne contient pratiquement pas de matières grasses, mais il est relativement calorique du fait de sa richesse en glucides.

Liste alphabétique des recettes

A

B

C

D

E

F

G

H

J

L

M

N

O

P

Q

R

S

T

V

Table des matières

Si vous souhaitez recevoir notre catalogue
et être tenu au courant de nos publications,
envoyez-nous vos nom et adresse, en citant ce livre
et en précisant les domaines qui vous intéressent.

Éditions SOLAR
12, avenue d'Italie
75013 PARIS
Internet : www.solar.tm.fr

Direction littéraire : Corinne Césano
Édition : Delphine Depras
Responsable artistique : Vu Thi
Maquette : Julia Philipps
Photo de couverture : Jean Bono et Valéry Drouet
Illustration : Marianne Maury Kaufmann
Mise en page : Dédicace

ISBN : 978-2-263-04319-2
Code éditeur : S04319
Dépôt légal : avril 2007
Imprimé en France par EMD S.A.S. - n° 17145